慢性腎臟病

最強 科學實證 REHABILITATION EXERCISES

復健運動 全書

專家群示範指導，逆轉腎病變，改善肌少症、提升心肺代謝功能

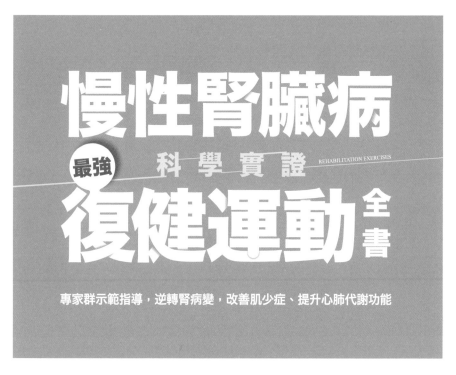

花蓮慈濟醫學中心
腎臟科&復健醫學部&營養科醫療團隊————合著

原水文化

CONTENTS

PART1 認識慢性腎臟病

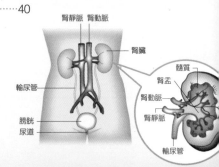

PART2 慢性腎臟病的健康醫學指南

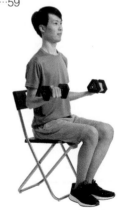

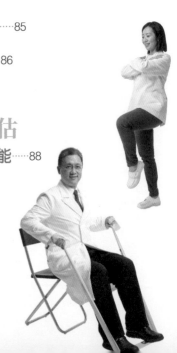

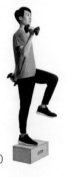

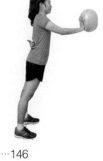

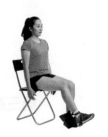

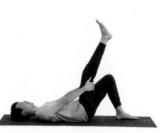

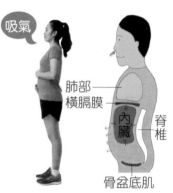

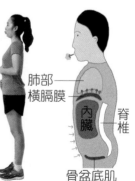

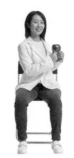

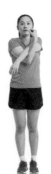

PART7 透析腎友＆腎臟移植者的復健運動處方

第一章 透析中運動，提高透析品質……220

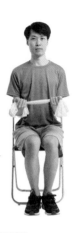

PART8 除了運動顧腎，營養與中醫保健更加分

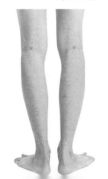

護腎又強心，運動可降低共病症發生率

林俊龍（佛教慈濟醫療財團法人執行長、心臟內科醫師）

身為心臟內科醫師，我常常在看診時提醒病人，要改善病情，一定要做兩件事——蔬食、多運動。根據慈濟醫療志業近幾年已發表的論文，證實素食有益於健康，也能減緩慢性疾病的發生率。

除了蔬食，運動對於心臟及腎臟的好處，在國際間已有許多臨床醫師與研究學者發表論文背書肯定。「久坐不動」的生活方式，更被認為是發生早期冠心病的獨立危險因素。

感恩花蓮慈濟醫院腎臟科與營養科、復健科團隊合作出書，教導腎友正確的蔬食飲食與運動模式，讓洗腎病友有所依循。

就我心臟科醫師的看法，運動可達成以下目標：

1. 減少血管硬化；2. 抗血栓；3. 改善血管內皮功能；
4. 改善自律神經失調；5. 穩定情緒；6. 抗心律不整。

已有心臟疾病的人，還是可以在排除危險的安全狀態下運動；適度的強化心肺功能，持續有效的運動，是保養心臟功能的好方法之一。不是有了心臟病，就等於不能運動。對於腎臟病人，也是如此。

心臟與腎臟的運作關係密切，罹患慢性腎臟疾病的患者容易發生缺血性心臟病、心衰竭、心律不整、周邊血管疾病、中風等心血管疾病。出現心血管疾病，也容易導致腎病患者死亡。而從中醫觀點來看，心、腎同屬少陰經，一旦「心腎不交」就可能百病叢生。

對於腎臟疾病病友及透析腎友，正確的運動，可以護腎，也連帶可以強心。只是在看診時發現絕大多數病友和家屬都知道運動的諸多好處，但有些人卻很難踏出第一步。因為自己是心臟科醫師，對自己身體的狀態有一定的掌握，平日工作忙碌，但還是把握時間運動，從最簡單的方式開始，像是就近到慈大校園操場健走，二十分鐘、半小時，就達到當日運動的效果。而冠心病友或腎友，可能會擔心自己身體狀態不佳而不敢運動，或是不知道該做哪一種運動。

為了鼓勵腎友運動，幫助腎友達成「要活就要動」的目標，花蓮慈濟醫院腎臟科團隊這次與復健科團隊合作，打造這一本運動指南專書。內容除了有大量的圖片示範，可供一般民眾對照與施行；也舉出個案和多種臨床情境，也是適合相關專業人士的工具書。書中更結合中醫穴位治療的概念，讓大家動起來更有加乘效果，減少需額外用藥的風險。

相信有這麼好的工具書做為輔助，大家都可以放心運動，更可以邀約家人一起養成規律的運動習慣，「對的事情，做就對了！」推薦這本好書給每一位腎友與家屬，樂為之序，感恩。

護腎運動讓您更健康

林欣榮（花蓮慈濟醫學中心院長）

台灣目前洗腎人數約有九萬多人，不論洗腎病人的發生率與盛行率長期以來都是居高不下，而且每年新增加洗腎個案仍有八至九千人。花蓮慈濟醫院腎臟科團隊，設有血液透析中心及腹膜透析中心，平均每月透析超過四千三百人次。

另外，亦成立慢性腎臟病防治中心，結合醫師、護理師、營養師、社工師、藥師等，組成專業的腎臟照護團隊，自 2008 年 6 月成立至今，服務超過四萬人次，提供跨領域、跨專業、整體性的腎臟健康照護服務，全方面守護腎友的健康。

作為東台灣唯一的醫學中心，我們承擔起守護東台灣的腎臟病友，二十四小時不停歇。2020 年通過醫院評鑑暨醫療品質策進會「腎臟病照護品質認證」的肯定，不僅醫療品質獲肯定，更是一個值得信賴的腎臟病照護團隊。

此外，我們的復健醫學部也是軟硬體兼備，不僅有專業的物理治療師針對病友的需求量身訂定訓練課程，更屢屢引進國際間最先進的復健治療方式。除了添購「行走復健機器人」，為許多中風、脊椎損傷與動作障礙疾病病人帶來希望，也引進上肢智能復健機器人，這是協助遠端上肢關節復健的「希望之手」，還有全台灣第一台針對近端上肢關節進行復健的「智慧板」，結合機械輔助及人工智能，幫助病人更快更好的恢復。

治療強度高、重複性高、目標導向訓練、多元回饋是動作復健與訓練之關鍵因素。來到我們醫院進行復健治療的民眾，一定能感受到復健科醫師與物理治療師、職能治療師的專業與用心，以及協助病友朝康復方向前進熱忱。

許多實證研究顯示，適當的定期運動好處很多，不只能夠降低心臟病、中風、糖尿病和癌症的發病與死亡風險，也能改善情緒、強化骨骼和肌肉、增加肺活量、降低跌倒與骨折的風險；其中也有些研究證明運動對於腎臟病友及透析病友的幫助，很開心看到腎臟內科團隊與復健部團隊攜手合作完成《慢性腎臟病科學實證最強復健運動全書》一書。

我們希望藉由此書提供腎臟照護的專業知識，更可作為腎友日常在家運動的工具書；希望腎友在接受治療期間，不僅關注飲食，更能加上適度的運動鍛鍊，將有助於維持腎臟的機能、延緩惡化。這也是作者群的心意。

誠摯希望《慢性腎臟病科學實證最強復健運動全書》這本書能帶給還沒有開始運動的腎友，一個朝向健康的契機，逐步養成運動習慣；對已經有運動習慣的腎友，則可進一步評估體能並強化體能。祝福人人福慧增長，天下平安。

活與動，生命的喜悅與希望

徐邦治（花蓮慈濟醫學中心內科部主任暨腎臟內科主任）

「活」著就要「動」，生命的喜悅與希望才會散發出來。

朱熹有詩云：「問渠那得清如許？為有源頭活水來。」水要流動，才會清澈；風要吹動，才會新鮮；人要活動，才能生存。活動，能散發活力與朝氣。

運動可消除緊張情緒，增加生活信心和興趣，進而改善對社會適應的能力。運動不僅有助於健康人群的養生保健，對於一些慢性病患者如高血壓、糖尿病、心臟病等，也非常鼓勵適當的運動，因為適當運動有助於高血壓、糖尿病的治療。藉由運動改善情緒，減輕高血壓的危險因素，降低身體在接受外界刺激時的交感神經活性，透過健全的運動計畫來改善疾病對身體的負擔，所以運動一直是促進健康的要素之一。

腎友們透過運動流汗，可以加速排除尿毒素、增強心肺功能、強化心血管健康，而長期規律的運動更能維持血壓的穩定。雙腿是我們常說的「身體的第二顆心臟」，腎友下肢循環通常不是很好，血液容易堆積在雙腳造成腫脹，而運動可以促進下半身血液回流，減少靜脈栓塞的機率。另外在運動過程中，肌肉需要用到糖分，肝臟就會釋出肝醣，肝醣會以血液中的葡萄糖作為補充，此時血液中的糖分濃度自然就會下降，達到降血糖效果來維持血糖的穩定。運動也會增加大腦「腦內啡」的分泌，讓病友心情變好，情緒也會比較正向。

花蓮慈濟醫院腎臟科團隊繼之前與營養師團隊合作，針對腎臟病患者的飲食出版《透析護腎一日三餐健康蔬療飲食》一書，供病友們參考。這次更與復健科團隊，針對腎病友們提供不同程度的運動方式及注意事項，讓腎友們能找到最適合自己的運動方法。期望腎臟科團隊與復健科團隊的雙方合作，能為腎友們帶來延年益壽的效果。

做對運動，讓您贏得「腎」利人生

梁忠詔（花蓮慈濟醫學中心復健醫學部主任）

近年來腎臟科與復健科合作愈來愈密切，起因於腎臟科轉介許多不想運動的透析患者至復健科接受復健科醫師及物理治療師的評估及指導，其中許多是因為肌少症及衰弱症的緣故。

要讓腎臟病友運動，談得容易但做起來並非想像的簡單，最主要是因為缺乏一本讓病友清晰明瞭如何運動的指導手冊。很高興本部復健醫學部物理治療師資群，根據他們多年的臨床經驗及參考許多有效的證據資料，寫出此本慢性腎臟病運動書，相信一定能嘉惠許多病友。

談起運動，它和藥物是一樣的，並不是愈多愈好，因為藥是需要處方的，例如：要吃哪種藥，一天要吃幾次，一次要吃幾顆，飯前飯後睡前吃，有何作用及副作用都要寫清楚。同樣的，運動也有處方，主要可分為四大部分：類型（心肺耐力、肌力、平衡度、柔軟度）、頻率（一週幾次、天天或隔天）、劑量（要幾分鐘或要幾組肌群）及強度（喘或費力的程度），運動處方循序漸進才能達到功效。

最近醫界很重視精準醫療，也就是每一種治療針對特定疾病，而不是亂槍打鳥，才能提高療效而減少副作用。而此書針對透析病友、慢性腎病或合併有其他併發症的患者，都能找到適當的運動處方，而不是只有請病友簡單的運動而已。

當然病友也要下一點功夫！從本書中可以了解 RM（最大反覆次數）、RPE（自覺用力分數）等專有名詞，不過也別擔心，不懂的話，還有醫師及物理治療師做你最好的諮詢者。

有了正確的運動處方，病友的肌耐力必能日日精進，展開活力的人生。

為腎臟病友精準衛教的心意

王智賢（花蓮慈濟醫學中心內科部副主任暨腎臟內科主治醫師）

「阿伯，火災來了，您怎麼不走。」

阿伯：「『腳麻！』要如何走？」

上述廣告台詞相信大家定不陌生，但就一位臨床醫師而言，很多的醫療知識我們說起來輕鬆的「理所當然」，對於病人和家屬，尤其是較年長者的角度卻有萬般的無奈！例如：

「阿伯，你這腎臟不好，要施行低蛋白飲食。」

「阿伯，你鉀離子，磷離子太高，xxx、xxx 等要少吃，蔬菜要燙過才能吃，不聽話會提早洗腎！」

「阿伯，要多運動，你看你肌肉都萎縮了，再不動之後就準備臥床了！」

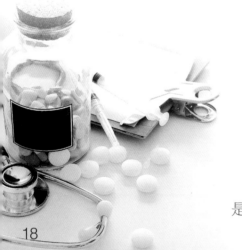

現代很流行所謂的「精準治療」，簡單來說就是治療應該客製化，要量身訂做才會達到最佳效果。其實我們對於病人和家屬的衛教，何嘗不需「精準」！每個病人和家屬背後都有不同的故事，也都有不同的無奈，有時醫療團隊無心的一句話，卻可能讓他們的心情跌入萬丈的深淵。所謂「醫者父母心」，相信現代的醫療團隊都希望病人可以得到更多的幫助，我也常常想如何能真正幫到他們，而不是只出一張嘴。

據統計，台灣有近 12％人口患有於慢性腎衰竭，9 萬多人目前正在接受透析治療；不像其他重要器官的衰竭，末期腎衰竭的病人在接受規則透析（洗腎）後，絕大數的人都能回歸社會發揮良能；檯面上光鮮亮麗的名人，帶有慢性腎衰竭或正在洗腎或已換腎的也大有人在。

　　仔細探究治療後生活功能恢復卻不理想的人，不外有以下幾個特點：

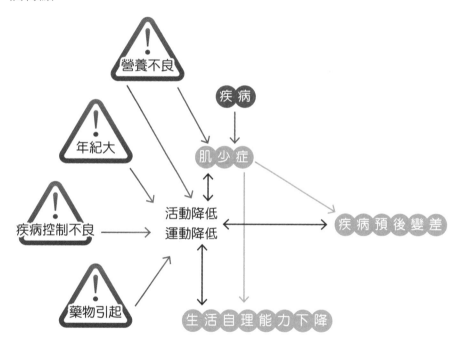

　　其中「疾病控制不良」、「藥物引起」可由調整治療來改善，營養可從「吃的正確」著手；活動力太低，則可由早期復健介入，再導入適當運動來改變。

　　花蓮慈濟醫院腎臟團隊看到病人及家屬的困擾和需要，2019年針對慢性腎衰竭的營養出版了《透析護腎一日三餐健康蔬療飲食》，今年再接再厲針對提升腎臟病患者的活動力，與復健科團隊協力，推出了這本運動專書。本書特色如下：

1. **讓您沒有藉口，運動馬上開始**：如果您希望自己的身體要好轉，不想要天天三餐要吃藥治病，那麼建議您從現在開始動起來，只要記住這個數字－「7330」；也就是說每7天內運動3次，每次30分鐘，且運動強度可以讓心跳達130或是會喘、會流汗，就能激發人體健康的潛力。

2. **客制化和視覺化的學習模式**：結合三個專科共同為腎友們量身打造的運動，完整提供運動相關的資訊，例如運動體能評估、運動的強度及分解動作說明，還有貼心的運動鞋挑選和運動前後的補充水分等資訊，讓腎友們一看就能立即上手，輕鬆學會護腎的運動處方。

3. **導入老祖宗的智慧、加強運動的效果**：臨床上常碰到病人說精神不好、沒體力、覺得累，其實常伴有慢性疲倦，此時讓您一邊運動、一邊依各種身體狀況加強穴位按摩，可以相輔相成，改善身體的舒適度，讓您減少用藥、事半功倍。

4. **真實案例、經驗分享**：藉由臨床上病人的經歷，以及如何協助病人的改變，甚或增加運動處方，改變生活的習慣及態度等等，描述出問題所在，讓大家更快融入狀況、方便學習。

5. **運動及營養相輔相成**：當然除了運動之外，也需要營養的配合，因為慢性病常造成病人的營養不良，甚或引發肌少症的問題，因此本書也將這部分列入探討說明，讓腎友們一看就立即起身動起來，達到運動強身的目標。

透過以上這些內容，無非就是希望藉由運動的過程，進而穩定病人的病程，讓運動成為慢性疾病治療的一部分，希望能減緩或改善疾病的病程，而達到疾病平衡的狀態。當然如果經過書中簡單的評估，還是有疑問，也可以透過我們專業的門診，達到諮詢的目的，這也是本書希望能帶給國人看懂，讀懂的目的之一。

這本運動專書能夠順利完成靠的是團隊力量，感恩復健、營養和腎臟團隊大家一起通力合作，完成跨專業的整合。另外也感謝慈濟大學的黃森芳教授於百忙中撥空參與討論，提供寶貴的意見；慈濟醫療法人人文傳播室編潤文稿、花蓮慈濟醫院公傳室協助溝通和攝影。當然不能忘記感謝我的賢內助，在仁濟中醫執業的黃于珊中醫師，撰述專篇提供腎臟病的中醫觀點，並導入穴位的相關應用，讓讀者有更多元的學習和保健。

花蓮慈濟醫院腎臟科團隊自許成為有溫度的團隊，期盼能持續發掘病人和家屬的需求，不斷提升良好的醫療品質，推動健康的生活文化，以守護國民的健康為志業。

為慢性腎臟病人量身規畫的運動處方

王智賢（花蓮慈濟醫學中心內科部副主任暨腎臟內科主治醫師）

慢性腎臟病患者適合運動嗎？聰明的您相信早已知道答案。而我給您的答案就是「可以，很可以，非常可以！」以下的內容是依據各式各樣臨床研究和文獻資料彙整而成，來讓正在運動的您加強信念、呼朋引伴；還沒運動的您，提高動機、跨出正確第一步。

(1) 全球推廣規律性的運動

根據總部設在牛津大學、在世界具公信力的「Our World in Data」（意譯：世界數據資料庫）資料顯示，2017 年全世界因非傳染性疾病所造成的死亡人口占 73.41%；而所謂非傳染性疾病就是我們所熟知的心血管疾病、腦血管疾病、糖尿病、慢性肺病、癌症等。另外依據台灣衛生福利部資料顯示，2019 年十大死因依序為：

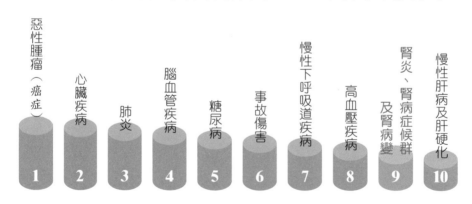

1	2	3	4	5	6	7	8	9	10
惡性腫瘤（癌症）	心臟疾病	肺炎	腦血管疾病	糖尿病	事故傷害	慢性下呼吸道疾病	高血壓疾病	腎炎、腎病症候群及腎病變	慢性肝病及肝硬化

而這個排名順位自 2016 年以來皆維持相同。兩相比較下不難發現，**非傳染性疾病是影響全世界和國人健康的最重要因素。**

研究發現，想要降低這些非傳染性疾病發生，其實只要我們多注意些生活習慣就可以輕易做到。例如適當的運動、健康的飲食、不抽菸、不過量飲酒、控制好體重、血壓、血糖和血脂。

此外，根據世界衛生組織（WHO）的報告發現，「不運動」是造成全球死亡的第四大危險因素，占全球死亡人口的 5.5％。由於許多研究都告訴我們「不運動」是心臟病、腦血管疾病、糖尿病、高血壓、肥胖和某些癌症的主要危險因子，因此全世界的衛生機關都認可──**推廣規律性的運動，是阻止非傳染性疾病非常划算且有效的方法。**

(2) 運動可協助您保護腎臟和遠離洗腎

台灣的透析患者不論在盛行率、發生率都是全球第一，台灣有近 12% 患有慢性腎衰竭，9 萬多人目前正在接受透析治療。根據衛生福利部中央健康保險署近日公布 2019 年十大最燒錢疾病費用排行榜，慢性腎臟病高居榜首、年度花費高達 533 億元，大幅領先排名第二，年度花費為 308 億元的糖尿病。因此防治腎臟病是重要的公衛問題。

運動是我們最常聽到的保健方法之一，毫無疑問的，它對「顧腰子」也具有舉足輕重的角色。適當的運動可以協助解決三高的問題和減少肥胖；另外糖尿病、高血壓、高血脂、心血管疾病等慢性病也都可因運動而獲得更好的控制。而上述皆是造成慢性腎臟病的危險因子，所以控制好這些因素當然會協助您保護腎臟。

對於已是慢性腎病的患者，運動可改善代謝性酸血症、高磷酸鹽血症、貧血、維生素 D 缺乏、失眠和肌少症。讓您更容易處在優質的亞健康狀態。總之，運動「腎」好，心動就不如馬上行動！

規律運動時的生理變化和好處

大腦
調節代謝和循環

↑ 認知功能
↓ 憂鬱

心臟
↑ 冠狀動脈血流
↓ 冠狀動脈痙攣
↑ 心臟收縮力量

腎臟
調節腎臟血流

↓ 代謝壓力

肺臟
↑ 每分鐘最大換氣量
↑ 橫膈膜與肋間肌力

骨骼
↑ 骨骼代謝
↑ 關節穩定
↑ 柔軟度

肝臟
調節肝臟功能

↓ 代謝壓力

肌肉
↑ 肌肉肥大
↑ 肌腱強度
↑ 有氧代謝的能力

血管
↑ 血管擴張
↑ 靜脈收縮
↓ 血壓

內分泌
調節生長激素和腎
上腺皮質素

↑ 胰島素敏感度
（協助穩定血糖）

免疫力
↑ 免疫細胞活力
（B 淋巴球，自
然殺手細胞…）

血液
↑ 好的膽固醇
↓ 血小板的附著與聚集（↓ 栓塞）

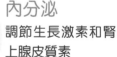

(3) 身體狀況不適合運動怎麼辦？

的確，當我們在臨床上鼓勵病人規律運動時，常常會被問到「我身體不好，是不是不要運動比較好？」、「我很虛弱，哪有力氣運動？」，我常說：「水能載舟，亦能覆舟。」，運動也是如此；**適當的運動讓我們身體更健康，但不恰當的運動，輕則造成運動傷害，重則加重病情，甚至影響生命安全。**

根據研究發現，人體的骨骼肌在運動時可以分泌出高達數百種的胜肽（peptide），也是由胺基酸組成，簡而言之就是比較小的蛋白質，這些胜肽對全身的組織器官都有幫助，例如加速脂肪和糖分的代謝、促進腸胃蠕動、強健骨骼、調節免疫力、改善血管內皮系統、減少壓力和改善睡眠。

但 2017 年耶魯醫學院的研究發現，80%剛跑完全馬拉松的人，**血中指標及腎臟狀態和剛動過心臟手術的病人沒什麼兩樣，**運動太激烈反而有危及健康的風險。

無怪乎近年來愈來愈提倡「運動處方」，也就是說，**運動也需因人而異，要「客製化」。**

一般說來，進行中度的身體活動（指持續 10 分鐘以上還能輕鬆的對話，但無法唱歌。這類活動會使您覺得有點累，心跳和呼吸會比平常快一些，過程中也會留一些汗），過程中的風險會介於千分之一到萬分之一，但比起不運動的風險，已算是低很多。

但是因慢性腎臟病的病友常常併有其他器官的問題和肢體活動不靈敏的狀況，因此想做一些進階的運動模式或重新展開運動

健身前，請詳見本書第 80 頁的運動前的風險評估，才會讓您的運動做得更安全、更安心。以下提供我在門診時常用的簡易判別方式給大家參考，若有疑慮還是要請教您的醫療團隊。

① 本來就有從事運動習慣，且過程中或運動後，除了有些累，並無其他不適的感覺，最近沒有新的醫療狀況發生。

可持續規律運動，並和醫療團隊討論後，慢慢增加強度。

② 決定發奮圖強，為了身體健康開始做運動介入。

永遠不嫌晚，立刻和醫療團隊討論後，循序漸進，持之以恆。

(4) 針對四類腎臟病患者貼心小建議

● **腎絲球腎炎、腎病症候群或腎炎症候群**：此類病人並不需要作運動減量，但臨床上仍建議量力而為。由於患者常常需接受類固醇的治療，因此適度的運動可減少因類固醇引起的肥胖和骨質疏鬆。

● **慢性腎臟病但未達透析程度**：研究顯示這類病人，常常已出現蛋白質能量耗損的狀況（Protein energy wasting），且有不少的病人合併有心血管疾病、神經病變、腎性貧血和腎性骨病變，

因此身體功能只有一般人的七成左右。想要矯正這些問題需要跨團隊的介入治療，除了需著重在慢性病的控制，適度的營養支持也相當的重要。適當的運動在這個時期已確定可以改善心血管功能、日常生活功能和社會心理功能；甚至也有論文顯示可改善大家認為最困難改善的腎功能。**這個時期所建議的運動強度，可以依個人的身體狀況選擇輕度到中度的運動模式。**

● **接受腎臟移植後的病人**：腎臟移植後的病人喜獲新生，但嚴格說來仍是屬於慢性腎臟病的患者。平時需服用免疫調節藥物，維持良好的生活習慣，並定期回診追蹤，以減少在過程中出現糖尿病、高血壓、高血脂症等代謝性併發症出現。雖然移植後飲食限制較少，但仍需小心。**建議移植前後的體重增加勿超過 5%、BMI 也應 ≤ 25kg/m² 。** 適當的運動在這類的病人依然相當重要，除了可改善心肺功能、日常生活功能和社會心理功能，也能減少上述代謝性併發症的發生，且有利於體重控制。

運動的強度通常可比未移植前增加，但仍須小心手術部位的保護和充足的水分攝取。

● **已進入透析的腎臟病病人**：這時期的病友在程度上較未達透析程度病人更加嚴重，大多具有多個器官的問題，需要跨團隊多面向的介入治療。適當的運動在這個時期雖不能讓患者變成不用透析，但是一樣可以改善心血管功能、日常生活功能和社會心理功能和生活品質。以下針對兩種透析模式，提供運動時的注意事項。

不同透析方式的運動注意事項

	血液透析 （俗稱「洗血」）	腹膜透析 （俗稱「洗肚子」）
透析管路的保護	● 皮下瘻管：小心長時間壓迫、避免外傷。若穿刺傷口尚未癒合也需注意清潔和出血。 ● 外露透析導管：注意導管出口維持乾燥清潔，運動時勿拉扯。	● 外露腹膜透析導管：注意導管出口維持乾燥清潔，運動時勿拉扯。
運動模式的選擇	勿選擇會長期壓迫、拉扯或不易維持傷口乾燥清潔的運動。	勿選擇會拉扯導管，易造成腹壓上升或不易維持傷口乾燥清潔的運動。
水分補充	無尿或少尿病人需小心補過頭造成積水。也不宜喝市售的運動飲料，易造成電解質異常。	

(5) 慢性腎臟病患者做運動時，最應該小心的事？

答案是「跌倒」！

跌倒，是造成 65 歲以上老人和慢性病患者意外死亡和失能的重要原因。腎臟病患者因疾病和用藥的因素，更是跌倒的高危險群；但是若能適當的運動訓練，可以降低跌倒的風險。因此在運動前建議和醫療團隊討論並建立安全的環境。切記，運動介入需要持之以恆，短期則無太大的效果，除此以外，運動強度上循序漸進，才能避免傷害並增益身體機能。

總之，運動的好處真的是多到數不勝數。健康的人運動可以減少許多疾病的產生；生病的人適當的做運動，可以讓自己更有活力，提升生活品質，降低許多併發症的產生。運動，就從現在開始，永遠不嫌遲，「Never too late！」

part1

認識慢性腎臟病

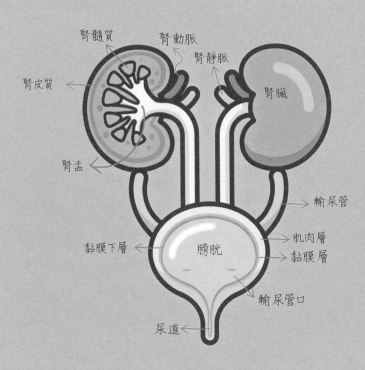

腎髓質

腎動脈

腎靜脈

腎皮質

腎臟

腎盂

輸尿管

黏膜下層

膀胱

肌肉層

黏膜層

輸尿管口

尿道

第一章
一次讀懂──腎臟的健康關卡

1. 人體的排毒器官──腎臟的構造與功能

腎臟的構造

　　腎臟是位於後腹腔的一對器官，呈蠶豆形，約拳頭大小，位居第十二胸椎與第三腰椎之間。右腎因上方有肝臟之關係，因此比左腎略低一些，每個重量約 150 克。

　　腎臟是人體主要的排毒器官，負責清除血液中的代謝廢物。人體全身的血液以每分鐘 1,200CC 的速度通過腎臟，以過濾身上多餘的尿素氮、肌酸酐、尿酸等廢物及電解質。腎臟由數百萬個「腎絲球」及「腎小管」所組成。「腎絲球」是一特化的微小血管，負責過濾廢物及電解質至「腎小管」中，進行加工處理，最後連同多餘的水分製造成尿液排到膀胱暫時儲存，膀胱脹滿了再排出體外。

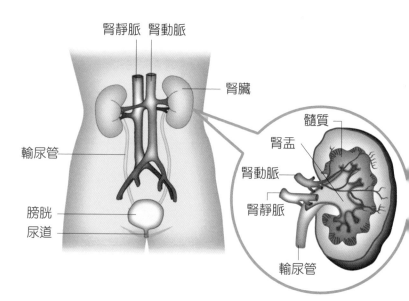

腎臟的功能

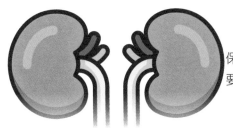

維持電解質的平衡

保持體內**鈉、鉀、氯、鈣、磷**等重要電解質在血液中濃度的穩定。

調節體內水分

血液經過腎臟時，腎臟會過濾身體的廢物、水分及電解質，而形成尿液，每個人每天約有 <u>1,500 ～ 2,000 毫升（mL）</u>的尿液。

調節體內的酸鹼平衡

身體代謝所產生的酸須靠腎臟排出，當腎功能變差時，排酸能力亦變差，易造成**酸中毒**，進而影響細胞的生理功能。

調節血壓

腎臟所分泌的**腎素**（Renin），為調節血壓維持恆定重要的荷爾蒙。腎臟功能衰退時，除了腎素失調外，也會造成體內水分的堆積，進而導致血壓升高。

清除代謝廢物

排除食物中的蛋白質與體內代謝產生的廢物，如：<u>尿酸、尿素氮、血清肌酸酐</u>等。

維持骨骼健康

人體的**副甲狀腺素**為維持骨骼健康的荷爾蒙，而<u>鈣</u>及<u>磷</u>離子則為骨骼主要的成分。當腎功能衰退時，鈣、磷離子代謝出現異常，加上**副甲狀腺素**的失調，將影響骨骼的健康。

分泌荷爾蒙

如**紅血球生成素**（EPO）、**活性維生素 D**、**腎素**（Renin）、**血管張力素**及**前列腺素**等。若腎臟功能受損，這些荷爾蒙分泌減少，會引起貧血、鈣磷代謝障礙、骨骼病變及高血壓等症狀。

2.腎功能評估——腎絲球過濾率（GFR）

一般臨床上藉由抽血檢測「肌酸酐」來評估腎臟功能。肌酸酐為肌肉代謝產生的廢物，血中肌酸酐愈高，表示腎臟排毒的能力愈差，正常的血中肌酸酐濃度應介於 0.6 ～ 1.2 毫克 / 分升（mg/dL）之間。

由於肌酸酐容易受到年齡、性別、種族、體型、肌肉量、食物、藥物、實驗室分析方法影響，且研究發現用公式估算較使用肌酸酐清除率更接近確實的腎絲球過濾率，故目前台灣用來評估腎絲球過濾率較常使用的公式為 Cockcroft-Gault 或 MDRD 的公式。

Cockcroft-Gault 公式

［男性］腎絲球過濾率（GFR）＝
（140 － 年齡）× 體重（公斤）／72× 血清肌酸酐

$$\frac{〔140- 年齡（歲）〕× 體重（公斤）}{血清肌酸酐（mg/dL）×27}$$

女性的腎功能：以上述結果再乘以 **0.85**（因肌肉量較男性少）。

※ 這是您家中用一般計算機或紙筆就可算出來的簡易公式。

目前台灣使用的公式為 Original MDRD-Simplified-GFR（4-variable equation），即把年齡、性別、種族及血清肌酸酐四項變數列入計算得出的數值。目前各大醫院和檢驗中心大都將此公式內建在醫療資訊中，只要您有抽血驗血清肌酸酐（Creatinine），系統會自動算出正確數值，並呈現在報告中。

上述公式算出來可視為腎臟功能的整體分數（指右腎加上左腎的整體功能），而慢性腎臟病的嚴重程度也是以此為依據，分為 1 到 5 期，第 5 期即進入末期腎臟病。

但無論是 Cockcroft-Gault 或 MDRD 的公式都有其誤差，因此臨床醫師評估病人腎臟功能，都須搭配病人的其他表現來做整體判斷，大家在使用上有疑慮都可和您的醫師做討論，切勿斷章取義，讓自己陷入困擾。

此外，必要時亦可利用收集 24 小時的尿液或核子醫學的檢查來更精確的評估腎臟功能。

3. 腎的求救訊號？

我們常聽說肝臟是沉默的器官，其實，腎臟也是沉默的器官，也就是當出現非常明顯的症狀時，可能已經是很嚴重，甚至是末期了。根據國家衛生研究院溫啟邦教授等人發表的研究，針對 462,293 位 20 歲以上的人，評估其腎絲球過濾率，發現台灣符合慢性腎臟病的盛行率資料如下：

第 1 期　盛行率是　1%

第 2 期　盛行率是 3.8%

第 3 期　盛行率是 6.8%

第 4 期　盛行率是 0.2%

第 5 期　盛行率是 0.1%

合計第 1 至第 5 期的慢性腎臟病人高達 11.9%

又根據另一份台灣的研究發現，其中第 3 期的病人只有 8％知道自己有慢性腎臟病，第 4 期以後才發現自己有慢性腎臟病者約 25％，到最嚴重的第 5 期，也只有 71.4％有病識感。

慢性腎臟病在初期症狀不明顯，直到尿毒症狀出現時，腎功能已嚴重衰退。儘管如此，早期慢性腎臟病仍可能出現一些徵兆，包括：泡泡尿、足部水腫、高血壓、貧血、倦怠等。如出現以上徵兆或為上述列出的慢性腎臟病高危險群，可能就是腎臟功能發出的求救訊號了，應至腎臟科門診進行腎臟功能的評估與治療。

如果腎功能持續下降，還可能產生噁心、嘔吐、食欲變差、身體水腫、喘或是高血壓、頭痛、貧血，甚至骨頭因病變而產生疼痛，請務必盡快找腎臟科專科醫師檢查，別讓腎臟自己為您的身體孤軍奮鬥。

發現腎臟病徵兆的口訣

泡、水、高、貧、倦

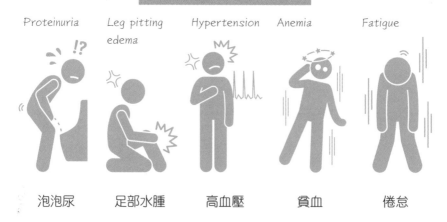

| Proteinuria | Leg pitting edema | Hypertension | Anemia | Fatigue |
| 泡泡尿 | 足部水腫 | 高血壓 | 貧血 | 倦怠 |

4.腎功能自我測驗

你有腎臟病嗎？請觀察你是否有以下症狀————

☐　1　身體是否持續水腫且伴隨泡沫尿兩天以上？

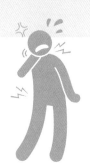

☐　2　排尿量明顯減少或出現夜尿？

☐　3　觀察尿液顏色，是否有血尿、渾濁或泡沫（蛋白尿）？

☐　4　是否有高血壓或貧血？

☐　5　常感到疲倦、噁心？

☐　6　不明原因的腰痠或腰痛？

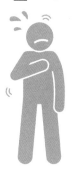

第二章
小心謹「腎」——
不可輕忽的危險因子與共病症

1.慢性腎臟病的十大危險群

(1) 糖尿病病人：眾所皆知，糖尿病人是腎臟病的高危險群。長期的血糖過高會造成全身大小血管病變，腎臟是富含血管的器官，當然會受到糖尿病的影響；罹患糖尿病者，糖化血色素每上升 1%，未來發生白蛋白尿的風險增加 1.08 ～ 1.10 倍。糖尿病史十年以上的病人，有三分之一會產生腎病變。更驚人的是，台灣的情形和大多數已開發國家相似，每 100 位新透析病人約有 45 位是因糖尿病引起，占所有病因的第一位。

(2) 高血壓：因腎臟佈滿著血管，長期血壓控制不良，將會導致腎臟血管的病變，而加速腎臟功能的退化。根據研究指出，「收縮壓 < 130 mmHg 病人，與收縮壓 > 140 mmHg 及 150mmHg 的病人相比，進展到末期腎衰竭的風險，分別是 1.72 及 3.36 倍」；因此，慢性腎臟病病人需注意血壓控制。

(3) 腎絲球腎炎：腎臟由腎絲球所組成，主要負責過濾血液中的代謝廢物。當腎絲球因疾病導致發炎病變時，即稱為「腎絲球腎炎」，此時尿液中會出現血尿及泡泡狀的蛋白尿。造成腎

絲球腎炎的原因很多，如：自體免疫疾病攻擊腎臟（如紅斑性狼瘡）、藥物、細菌或病毒感染、腫瘤等。

(4) 高尿酸血症（痛風）：高尿酸血症，即指血液中尿酸值偏高，也就是痛風。血液尿酸濃度過高時，尿酸會沉澱於腎臟組織，在腎臟小動脈造成類似高血壓時的硬化表現，引發蛋白尿、腎臟小動脈異常、腎絲球肥大、腎小管萎縮及間質纖維化，最後造成腎絲球硬化而影響腎功能。另外，用於控制急性痛風的消炎止痛藥也會造成腎臟損傷。

(5) 尿路阻塞造成的腎病變：泌尿道結石、狹窄及膀胱尿液滯留，皆可能引起腎臟功能損傷。許多慢性尿路阻塞的病人，僅注意有無疼痛及排尿量的多少，而忽略了腎臟功能的損害。

(6) 遺傳性的腎病變：少數的腎臟病變是由遺傳而來，如多囊腎等家族遺傳疾病。

(7) 不當服用藥物導致腎臟病變：長期不當使用具有腎毒性的藥物，容易造成腎臟的損害，常見的藥物有：消炎止痛藥（NSAIDs）、含有馬兜鈴酸成分的中藥，部分抗生素、顯影劑及化療藥物也會引起腎衰竭。

(8) 65 歲以上老年人：老年人身體器官隨年齡增加而退化，容易合併腎功能退化。

(9) 環境暴露：長期接觸工作環境中的有機溶劑（如油漆、溶劑）容易造成腎臟的傷害。

(10) 長期抽菸：抽菸會刺激交感神經，使血壓升高，另外也會引起血管收縮造成腎臟負擔而影響腎功能。

2. 腎臟病常見的共病症

慢性腎臟病有十大危險族群，例如：糖尿病的人有很高的可能性會演變為罹患腎病，但也有人是因為腎臟先出了問題，才造成糖尿病，所以我們稱糖尿病為腎病的共病，或稱合併症。**有些時候，這些共病之間互為因果，一旦出現一項病症，都是需要小心提防的警戒燈號、危險因子，以避免另外一個疾病隨之而來。**以下我們列出腎臟病常見的共病症。

腎臟病常見的共病症

① 代謝性酸血症
（代謝性酸中毒）

② 肌少症和衰弱

③ 心血管疾病

④ 高血脂

⑤ 肥胖

⑥ 高磷酸鹽血症
（高磷血症）

⑦ 貧血

⑧ 維生素D缺乏

⑨ 失眠

(1) 代謝性酸血症（代謝性酸中毒）

腎臟是身體血液酸鹼平衡的重要器官，當肌肉缺氧時會產生乳酸，飢餓時會產生酮酸，吃了藥也會讓身體產生酸性物質，這些代謝物主要皆由腎臟代謝。

當腎臟把多餘的酸排出身體，同時會吸收鹼性的碳酸鹽，可讓血液的酸鹼值維持在弱鹼性。但**若身體酸鹼的產生大於腎臟代謝的能力，或腎臟功能異常無法排除酸等等，導致身體的酸化現**

象，就是代謝性酸血症，也稱代謝性酸中毒。

代謝性酸血症會增加蛋白質裂解、腎性骨病變、肌肉萎縮、慢性發炎、葡萄糖耐受不良、胰島素抗性的產生、心肌功能不良、腎元增生及肥大等問題；也會導致腎小管持續受傷害及腎功能下降。

(2) 肌少症和衰弱

慢性腎臟病人常會發生肌少症與衰弱，原因主要認為是代謝性酸血症導致身體常處於輕微發炎的症狀。但近年來研究逐漸發現，如果能有效控制肌少症這項共病症狀，對腎臟病人的治療與預後會很有幫助。

(3) 心血管疾病

研究發現，有中風、心絞痛、間歇性跛行、短暫性中風、接受開心手術或心導管術等心血管疾病成年人，未來腎功能下降的機率有 3.8％，而發生慢性腎臟病的機率為 2.3％。

(4) 高血脂

研究顯示，若血中脂肪持續累積、血液循環速度變慢，會直接或間接造成腎絲球過濾率下降；低密度膽固醇／高密度膽固醇比值愈高，腎功能下降速度也會愈快。此外，總膽固醇或三酸甘油脂偏高，及高密度膽固醇偏低者，腎功能下降的風險也較大。

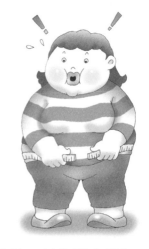

(5) 肥胖

　　成人肥胖的定義，是身體質量指數（BMI）超過 27，算輕度肥胖，而「肥胖症」，已成為風行全世界的疾病之一了。

　　肥胖會造成內臟脂肪過多，產生胰島素抗性、氧化壓力增加與發炎反應，進而造成腎絲球通透性增加，腎絲球擴大，局部腎絲球硬化與腎絲球高壓，對慢性腎臟病進展都有影響。**研究發現身體質量指數（BMI）愈高，腎絲球過濾率快速下降（每年下降 > 3％），也就是罹患腎病的風險愈高。**

(6) 高磷酸鹽血症（高磷血症）

　　慢性腎臟病病人因腎臟功能變差，無法有效排除磷離子，導致血磷偏高，也就稱為「高磷酸鹽血症」（高磷血症）。**當血磷過高時，會覺得皮膚發癢、骨頭疼痛，更嚴重的就是會發生次發性副甲狀腺亢進、腎骨病變等問題。**

　　血磷濃度平均每增加 1mg/dL，即伴隨增加冠狀動脈鈣化 21％、胸主動脈鈣化 33％、主動脈瓣鈣化 25％ 及二尖瓣鈣化 62％ 的發生機率。

　　當高血磷造成氧化壓力與內皮細胞一氧化氮產生減少，導致腎臟血管內皮細胞受損、腎小管內磷離子濃度過高，易造成腎小管內磷酸鈣的沉積，直接造成腎小管上皮細胞傷害，進一步引發後續的免疫反應，造成腎臟二度傷害。

(7) 貧血

貧血是慢性腎臟病病人常見的併發症，主要肇因於腎臟產生紅血球生成素的不足，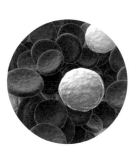長期嚴重貧血（血紅素 < 9g/dL）會導致心室肥大、心血管疾病發生率高、生活品質變差及長期存活率下降。

(8) 維生素 D 缺乏

慢性腎臟病患者因為腎臟無法將維生素 D 轉換為活性維生素 D，再加上飲食限制，營養攝取不均衡，蛋白尿導致維生素 D 從尿液中流失，皮膚病變所造成日曬效果不佳等原因，導致身體維生素 D 缺乏。長期缺乏維生素 D，可能加重蛋白尿及慢性腎臟病。而隨著腎臟病嚴重程度的惡化，維生素 D 不足的比例也隨著增加。

根據研究，維生素 D 的濃度與許多疾病相關。例如癌症、免疫疾病、糖尿病、心血管疾病、憂鬱症、慢性疼痛、骨質疏鬆等。適當補充營養性維生素 D 可能可減少相關疾病的風險。

(9) 失眠

研究指出，慢性腎臟病人睡眠品質不佳的比例為49.4％，原因可能與精神及日常生活功能狀態有關。

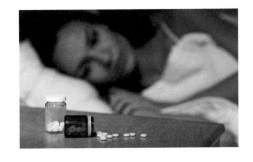

第三章
完全解答──什麼是慢性腎臟病？

當腎臟組織長期受損，出現蛋白尿、血尿，並在影像學檢查，或者病理切片上發現異常，或是腎臟功能小於正常人的 60% 持續超過三個月以上，結構或功能無法恢復正常時，就稱為慢性腎臟病。

腎臟病變，是一個不可逆的過程，現行醫學無法恢復腎功能，只能減緩腎臟功能衰退的速度。因此，為了避免腎功能快速惡化到第五期，也就是末期腎衰竭而不得不洗腎的階段，確診罹患腎臟病之後，請一定要配合醫師的指示及調整自我的生活型態。

慢性腎臟病的分期可分為五期

腎絲球過濾率（GFR）單位：mL/min/1.73m²

第 1 期	第 2 期	第 3 a 期	第 3 b 期	第 4 期	第 5 期
輕微腎損傷	輕度腎衰竭	中度腎衰竭		重度腎衰竭	末期腎臟病
GFR ≧ 90 ↑	89 ≧ GFR ≧ 60	3a：59 ≧ GFR ≧ 45 3b：44 ≧ GFR ≧ 30		29 ≧ GFR ≧ 15	GFR < 15
⬇	⬇	⬇		⬇	⬇
微量 蛋白尿 血尿	微量 蛋白尿血尿或 血壓上升	血清肌酸酐濃度 上升，有水腫、 疲勞感		水腫、貧血、疲 勞感	無法 排泄廢物 需洗腎

如果本身已有糖尿病、高血壓、高尿酸血症（痛風）等慢性疾病，在沒有積極控制和治療的情況下，位處於「下游」的腎臟

就要付出代價。沉默的腎臟往往要損壞到七成以上才會出現症狀，因此若**知道自己屬於慢性腎臟病的高危險群，早期篩檢有機會早期發現，就能早期治療，盡可能保護腎臟功能不再繼續受損**。

1.慢性腎臟病的分期

慢性腎臟病可依腎臟功能強弱分成五期，是依照**年齡、性別、血清肌酸酐**等數值，計算出「**腎絲球過濾率（GFR）**」作為腎功能的判斷依據（*如左表*）。

2.慢性腎臟病的症狀

大部分慢性腎臟病的發生是沒有明顯的症狀，通常直到尿毒症狀出現時，腎臟功能已嚴重衰退。

(1) 初期症狀

當腎臟因疾病或傷害而不能維持正常功能時，廢物和過多的液體會在血液中堆積，而伴隨可能出現以下徵兆：

| 血壓變高 | 眼瞼浮腫或臉、手腳水腫 | 夜尿次數頻繁，排尿困難或疼痛 | 尿液帶血，尿液有泡泡，須注意可能有蛋白尿 | 背部肋骨下緣疼痛 |

(2) 後期症狀

隨著腎功能繼續惡化，身體無法承受過多的代謝廢物及多餘水分堆積在體內時，腎衰竭的症狀就會陸續出現，症狀包括：

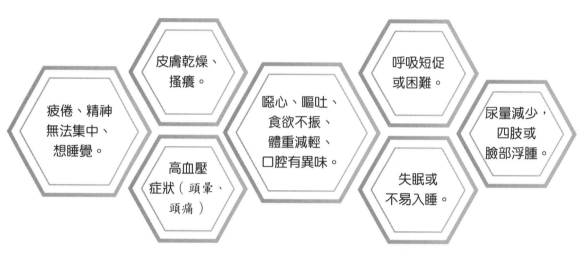

皮膚乾燥、搔癢。

呼吸短促或困難。

疲倦、精神無法集中、想睡覺。

噁心、嘔吐、食欲不振、體重減輕、口腔有異味。

尿量減少，四肢或臉部浮腫。

高血壓症狀（頭暈、頭痛）

失眠或不易入睡。

　　一旦開始需要進行透析治療，代表腎臟功能已經無法負荷日常所需，而且這些症狀已很難用藥物和飲食來控制穩定。進入透析前常見的症狀如下：

1	電解質和酸鹼失衡	鉀離子及有機酸排出減少，造成高血鉀及酸血症，嚴重時可能引發心律不整而猝死。
2	水分代謝異常	水分累積在體內，造成體重增加、皮膚水腫（下肢與腳踝水腫、晨間眼部浮腫）、肺部積水（呼吸喘、平躺時加劇）。
3	血液系統	造血功能喪失，產生貧血。易有出血傾向，如：流鼻血。
4	心臟血管	難以控制的高血壓、心臟衰竭、心包膜發炎或積水。
5	消化道系統	噁心、嘔吐、食欲明顯下降、口腔有金屬味或尿味、消化道出血。
6	神經系統	疲勞、睡不好、頭痛、夜間肌肉抽筋、反應遲鈍、神智不清、昏迷。
7	外觀變化	皮膚搔癢、尿毒霜沉積；頭髮乾燥易斷裂脫落；指甲變薄易碎、凹凸不平。

3. 為何台灣的洗腎率高居世界第一名？

根據衛福部健保署統計，2019 年慢性腎臟病健保花費高達 533 億元，而國內洗腎人數（腹膜透析加上血液透析）更突破 9 萬大關，醫療費用支出高達 449 億元，這使得台灣洗腎的盛行率及發生率均高居世界第一。究竟那些原因影響了台灣的透析問題？

(1) 由病人的流入面及流出面來看

透析病人需等到換腎才有機會脫離洗腎，但因民風習俗的關係，人們常希望死後是留得全屍的觀念，讓捐贈的風氣偏低，因此國際比較資料也顯示出台灣腎臟移植率低，每年換腎的人數大約僅 200 多人，根本無法趕上洗腎病人增加的速度。加上台灣透析品質是世界級的好，ＣＰ值超高，洗腎 5 年的存活率排名僅次於日本，是世界第二，因此也是台灣洗腎人口數字無法下降原因之一。

(2) 疾病型態的改變

國家衛生研究院群體健康科學研究所做的「2018 年腎病年報」顯示，約二十年前至今，國內的洗腎人數成長了約 40％，更重要的是洗腎原因從以往的腎絲球腎炎漸漸轉變成糖尿病！原因有二：

① **醫療的進步**：讓糖尿病患者的病情得以控制，延長了平均壽命，也使得進入洗腎的機會增加。

② **年輕人愛喝含糖飲料**：使得第二型糖尿病發生的比率，有增加的趨勢，尤其手搖飲料添加的果糖，代謝過程最後會

變成脂肪，果糖類甜味劑最後則會變成尿酸，這些都會讓身體脂質代謝異常，引起痛風和腎結石，因此增加需洗腎的風險。

(3) 慢性病的增加

患有高血壓、高血糖、高血脂的病人，五年內罹患腎臟病的機率分別是非三高患者的 1.7 倍、2.4 倍及 1.6 倍，由於三高疾病會損害腎臟血管降低其功能，如果沒有良好的控制或不規則的用藥，併發腎病變的人數增加，也會增加洗腎的風險。

(4) 老年人口的增加

腎絲球過濾率會隨著年齡增加逐漸下降，有研究顯示 40 歲過後，每增加一歲，腎絲球過濾率會下降 $1mL/min/1.73m^2$，所以年齡愈長，腎功能也會隨之下降，因此也會增加腎功能的衰退問題，近年來國人平均餘命的增加，加上慢性病的問題，相對老年洗腎人口也增加。

(5) 國人愛用藥

國人喜歡吃藥其實是出了名的，常常出國帶回來最多的紀念品就是藥，不論是成藥、補藥或是保健食品，往往宣稱極大的療效，也使得國人未依正規管道妥善醫療，而是靠著偏方治療疾病，導致病情控制不當，增加腎臟排除廢物的負擔。

(6) 健保的開辦

過去健保未開辦前，許多病人可能會因經濟問題無法洗腎，

導致死亡。健保的開辦，洗腎患者不需部分負擔，經濟負擔大幅減輕，降低接受透析醫療的門檻，使得透析發生率與盛行率顯著增加。另外在健保環境下，各科系的醫療也不斷提升，大大延長透析者的壽命和生活品質。

4.腎衰竭不是世界末日，洗腎也有新生活

要延緩腎臟疾病的惡化，取決於：一、醫療方面的配合；二、自我照顧；三、飲食控制。如果這三方面都能好好配合，腎臟功能便得以穩定或改善。但如果有任何一方面不能配合或未控制好，腎臟功能就會走下坡，直到末期腎臟病，選擇血液透析或腹膜透析。

即將進入透析者，往往會無法接受現況，心理會先「否認」這項事實，尤其是當下如果沒有噁心、嘔吐或一些嚴重症狀，病人會想尋求其他的方式，好避免洗腎。

常有病人想著「反正遲早腎臟還是會壞掉」，抱著姑且一試的心態，選擇另類療法，尤其是一些「貴參參」的民間偏方，然而這樣並不能改變腎臟惡化的情形，反而造成腎臟排除毒素的工作加重，造成腎臟加速惡化，更早喪失腎臟的殘餘功能，而提早進入透析，可謂「勞財又傷身」。

當醫師宣告必須進行透析治療時，會由慢性腎臟病護理師進行透析前準備的指導說明。

透析前，均需事先建立好「透析通路」。什麼是「透析通路」？透析通路就是洗腎時所需要的通道，在血液透析稱為「血管通路」，腹膜透析則是「腹膜透析導管」。

(1) 血液透析的血管通路

項目 / 種類	暫時性血管通路——臨時或短期透析使用	永久性血管通路——長期透析使用
通路型式	 1. 暫時性雙腔導管	 1. 自體血管 2. 人工血管 3. 中長期雙腔導管
放置位置	頸部或鎖骨下或大腿（鼠蹊部）	1. 手部 2. 手或腿部 3. 頸部或鎖骨下或大腿（鼠蹊部）
使用期限	1. 暫時性血管的使用期限：一般只會放置幾天到數週，當作過渡或短期使用。因為放得越久，越易出現感染等併發症。 2. 可重複使用，除非發生感染或阻塞等無法處理的問題，需治療、重建通路。	可重複使用，除非發生感染或阻塞等無法處理的問題，需重建通路或通血管。

　　以上血管型式，如果自己本身的血管是健康的，當然以自己的血管為主，但若自身血管功能不良或過於細小，則以人工血管或中長期導管為主要選擇。

(2) 腹膜透析導管

項目 種類	腹膜透析導管	
通路型式	1. 傳統植入：將腹膜透析導管經由外科手術植入腹腔，導管部分埋於皮下，而銜接外管端開口露於腹部外側以銜接外管。	2. 階段式導入法（SMAP，Stepwise initiation of PD using Moncrief And Popovich technique）：植入腹膜透析的階段式導入法（SMAP）與傳統植入術不同，乃植管時先將腹部外露段埋在皮下，待傷口癒合且需要進行腹膜透析前，再建立導管出口處。 ※此法可預防感染、滲漏等導管合併症，也可縮短住院日數，避免緊急透析及其相關危險性及併發症。
放置位置	腹部	腹部

當腹膜透析導管傷口癒合後，可開始進行腹膜透析液灌液，經過多次反覆練習與適應，就可以回家自行換液治療。由腹膜透析護理師教導訓練至病友能獨立執行腹膜透析換液，所需的時間約 7 到 10 天。

(3) 開始洗腎後的新生活型態

末期腎臟病的症狀，會隨著個人的體質不同，以及共病症的不同，或多或少有不同的嚴重程度，但是開始透析後，這些症狀也會隨著常規的透析治療，而有所減輕及改善。

A.**日常生活規畫**：開始透析後，日常的生活型態一定會改變，這些改變會占去原來生活重心的一部分，**如血液透析需每週三次**

透析,每次前後花費的時間約 6 小時,而腹膜透析每日換液 4 次,每次約 20～30 分鐘,還有夜間的自動腹膜透析可能影響睡眠品質等等。因此首要的改變,就是生活型態,規畫出透析所需要的時間,慎做安排,習慣後,很快就能養成規律的生活新樣態。

B.**如何控制水分**:腎臟功能的下降,會讓小便量減少,甚至完全無尿,此時送進體內的水分就完全無法排出,若靠流汗這些生理性代償的功能,根本是緩不濟急,只能依賴透析方式將體內多餘的水分移除。因此,**生活中另一個重要的改變,就是水分的攝取!**

① 避免吃入太多重口味及重鹹的食物,以免更想喝水。

② 口渴時不能喝水喝到飽,最好是小口喝溫水,或者口含溫水讓口腔濕潤,以減低喝水的欲望。

③ 所有食物隱藏的水分也都要列入每日總飲水量。以**血液透析而論,每日排尿量＋ 500CC 水分為標準量;腹膜透析則是每日脫水量＋排出尿量／天**,不然若體內水分過多,會導致呼吸急促、高血壓、充血性心臟衰竭及肺積水。

C.**預防便祕**:但相對的,控制水分攝取也可能導致便祕,每日排便通暢變成下一個重要課題。**可藉由攝取較多高纖維的飲食及適當的腹部按摩運動,來預防便祕。**還是無效的話,則可服用軟便劑。

D.**高蛋白質飲食**:透析前,因要降低毒素的產生,故採取低蛋白飲食,但透析後,因透析過程會導致蛋白質流失,反而要攝取

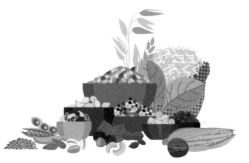

足夠的高生物價蛋白質。血
液透析腎友蛋白質目標量為
每日每公斤 1.2 公克，腹膜
透析腎友蛋白質目標量為每日每公斤 1.2 ～ 1.3 公克。一般而
言，每月抽血時，血清白蛋白的目標是≧ 4g/dL。

E. **控制血鉀**：除此之外，**飲食上特別需要注意鉀離子的控制。**
因為腎臟功能的喪失，鉀離子的排出，除了以汗液及排便代
償，其餘仍需依賴透析時移除大量的鉀離子，因此一週只透
析三次的血液透析病人要預防高血鉀的發生，也就是避免高
鉀離子飲食。

反之，腹膜透析病人，每天均需要透析灌液治療（透析液中不
含鉀離子），相對移除鉀離子的總量較多，在飲食上就不需要
限制含鉀離子食物，甚至要預防低血鉀。

F. **皮膚護理**：由於尿毒素可能造成汗腺阻塞及皮脂腺萎縮，因
此皮膚也容易暗沉及乾燥，甚至尿毒素的沉積也會造成皮膚
的搔癢，這與體內磷酸鹽無法隨尿液排除而滯留體內有相當
大的關係。

因此除了**限制高磷的飲食**以外，服用**降磷藥物**也是預防的
方法之一。其次是**勿用過熱的水及過鹼的清潔劑**（PH 值已超過
10）**洗澡**，以免油脂過度的清除，反而皮膚愈乾燥愈癢。最後，
就是要**規律運動**，最好能達到流汗的狀態，也有助於汗腺及皮脂
腺的通暢。

⑷ 透析新生活 7 大重點

1 規律的生活，充足的睡眠，
重視自己的生活態度。

2 控制
水分攝取

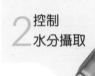

3 每日排便通暢，
多攝取高纖食物和按摩，
切忌便祕。

4 注意營養攝取及調控──
熱量足、適量蛋白質、
控磷、控鉀、適當鈉。

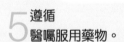

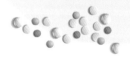

5 遵循
醫囑服用藥物。

6 預防
皮膚乾燥。

7 規律運動。

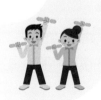

(5) 腹腔透析與血液透析之比較

特性	腹膜透析	血液透析
透析通路	腹膜透析導管（肚子上）	動靜脈瘻管（手上）
透析方法	● 不需打針。 ● 每日執行 3 ～ 4 次換液。 ● 每次換液時間約 20 ～ 30 分。 ● 持續性透析。	● 每次打兩針。 ● 每週執行 3 次治療。 ● 每次前後完成時間為約 6 小時。 ● 間歇性透析。
透析場所及透析時間	● 住家或任何乾淨安全的場所。 ● 依自己的作息彈性調整。	● 醫院血液透析室。 ● 遵照醫院所安排的透析時間。
治療執行者	● 病人自己或家屬。	● 醫護人員。
水分與毒素的變動情形	● 緩慢，血液中生化值的變動平穩。	● 快速，血液中生化值的變動大。
飲食	● 較不限青菜水果。 ● 適度限糖。 ● 鼓勵攝取高生物價蛋白質。	● 限青菜水果。 ● 限鹽分水分。 ● 適量攝取高生物價蛋白質。
貧血程度	● 無血液流失機會，貧血程度較輕。	● 有血液流失機會，故較嚴重
治療時引起之不適	● 不需扎針。 ● 持續而平穩的透析，較無痛苦或不適。	● 有扎針的痛苦。 ● 短暫而快速的透析，較易產生透析後不適（噁心、嘔吐、痙攣、頭痛、高／低血壓）。

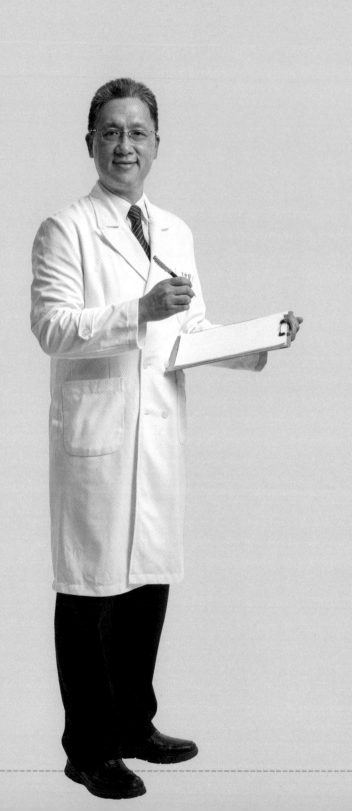

part2
慢性腎臟病的健康醫學指南

第一章　專家傳授──腎臟病不同期別的照護重點

第二章　健康新知──慢性腎臟病的運動治療

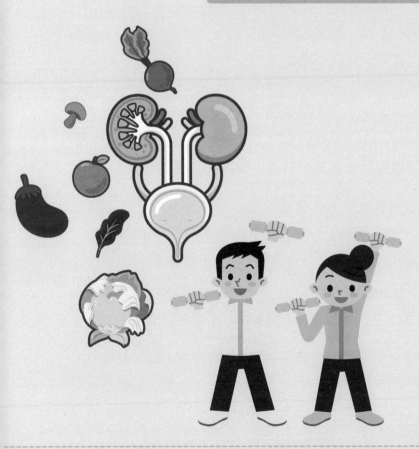

第一章
專家傳授──
腎臟病不同期別的照護重點

1.334153 慢性腎臟病防治口訣

很多病人被醫師告知自己罹患了慢性腎臟病，心裡衝上來的第一個念頭都是「萬一以後洗腎要怎麼辦？」，當下會因為震驚與擔憂而無法保持心情平靜，即使腎臟科醫師安排檢查與治療，還是無法控制自己亂想，不願面對、滿心拒絕，「要怎麼辦？我不想洗腎！」……。

在腎臟科門診，這是十分常見的現象，還有的病人是表面上很平靜，但是每次回診，心情都隨著腎功能變化而起伏不定。有的病人變得動不動就哭、掉眼淚，睡不著，甚至出現憂鬱現象。**其實，並不是一發現腎功能異常，就馬上要走到洗腎的命運。**

醫師還是會依照腎功能退化程度來進行治療，而病人必須學會如何自我照顧，避免因不當行為或不當用藥造成腎臟損傷，希望藉由良好的自我照顧及積極控制病情，來延緩腎功能的惡化速度。台灣腎臟醫學會提出腎臟病防治口訣，提供腎臟保健的健康寶典───「3 多、3 少、4 不、1 沒有」、「5 控 3 避」。

「3 多、3 少」分別指「多纖維、多蔬菜、多喝水」和「少鹽、少油、少糖」，而「4 不、1 沒有」則是「不抽菸、不憋尿、不熬夜、

不亂吃藥」和「沒有鮪魚肚」，必要時諮詢相關醫療團隊，適時介入治療。

3 避
- 避免感冒
- 避免過度勞累
- 避免使用腎毒性與來路不明藥物

3 多
- 多纖維
- 多蔬菜
- 多喝水

5 控
- 控制血壓
- 控制血糖
- 控制蛋白尿
- 控制尿酸
- 控制血脂肪

334153
慢性腎臟病防治口訣

3 少
- 少鹽
- 少油
- 少糖

1 沒有
- 沒有鮪魚肚

4 不
- 不抽菸
- 不憋尿
- 不熬夜
- 不亂吃藥

「5 控 3 避」則是指：

① **控制血壓**：血壓需控制收縮壓 130mmHg、舒張壓 80mmHg 以下，如果蛋白尿每天超過 1 克的病人，則須更嚴格控制血壓在 125/75mmHg 以下。

② **控制血糖**：除非有特殊原因（如：年紀太大、共病症多……），糖化血色素（HbA1c）一般建議控制在 6.5 ～ 7%，但腎臟病病友應小心出現低血糖的症狀。

③ **控制蛋白尿**：蛋白尿病人應定期追蹤及治療。

④ **控制尿酸**：尿酸控制在正常範圍，避免尿酸沉積在腎組織而影響腎功能。

⑤ **控制血脂肪**：低密度脂蛋白（LDL-C）控制在 100mg/dL 以下。

⑥ **避免感冒**：感冒可能會引發腎臟的免疫反應而發炎，而且市面上的感冒藥可能是解熱鎮痛劑或抗生素等，都可能造成腎臟損傷，因此要避免感冒。

⑦ **避免過度勞累**：避免長期加班、熬夜，或作息不正常、日夜顛倒等。

⑧ **避免使用腎毒性與來路不明藥物**：不要服用未經醫生開立之消炎、止痛、抗生素等或偏方草藥、廣告藥品、健康食品、減肥藥及來路不明藥物。

　　腎臟病依照嚴重度分期的不同，會出現不同的症狀，照護重點也有些許差異，我們依照腎臟病嚴重度分期描述如下：

2. 慢性腎臟病第 1 期與第 2 期照護重點

　　慢性腎臟病第 1 期與第 2 期腎臟功能有正常人的 60% 以上（正常值 90 ～ 100%），由於症狀不明顯，而且腎臟的儲備適應能力還很足夠，**一般來說飲食與生活作息的注意事項和一般常見的各種健康概念類似，此時的照護重點在於維持腎功能。**

諸如規律的生活作息、不熬夜、保持充足的睡眠、少鹽、少油脂、多運動、戒菸和定時攝取五大營養素（醣類、蛋白質、脂肪、維生素、礦物質）等，及積極控制慢性病（如高血壓、高血糖、高血脂及痛風等），並注意體重變化，如發現水腫情形馬上就醫。避免過度勞累和緊張、預防感染、養成良好的衛生習慣，按時量血壓並記錄，並定期追蹤檢查，密切監測腎臟功能變化。

特別要注意絕對不要隨便吃藥，例如非醫師處方的藥物、濫用補藥、地攤藥、健康食品、減肥藥、止痛劑、類固醇、抗生素及不明來歷的藥品等，這些都可能傷害腎臟，應該遵照醫師指示，按時服藥，不要自行停藥或加藥，以免病情惡化或產生副作用，若有任何不舒服應該找專科醫師，千萬不要迷信偏方或網路傳言而延誤治療。

3. 慢性腎臟病第 3 期與第 4 期照護重點

慢性腎臟病第 3、4 期，腎臟功能僅有正常人的 15 ～ 59%，腎臟功能漸漸退化，應該每 3 個月門診追蹤一次，此時的照護重點在於減緩進入末期腎臟病。以下的症狀會隨著腎臟功能退化的嚴重程度一一出現：

① **貧血**：由於腎臟製造的紅血球生成素缺乏，紅血球生成素的功能主要是刺激骨髓造血，缺乏時引起貧血，而出現軟弱無力、疲倦、嗜睡、頭昏、性功能減退等症狀。

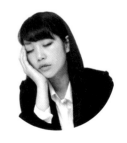

② **骨頭痠痛、皮膚癢**：由於腎臟無法將體內的電解質「磷」排出，使體內「鈣」、「磷」不平衡導致。一開始出現會皮膚乾燥、搔癢的現象，如果血中的「磷」一直過高，會使血中的「鈣」降低，導致抽筋、心律不整及低血壓，並刺激副甲狀腺細胞數目增加，然後產生副甲狀腺功能亢進症。這時會演變成為腎性骨病變，產生骨頭疼痛、易骨折、軟組織或血管鈣化等併發症發生，嚴重時甚至可能死亡。

③ **高血壓、血管硬化、高血脂**：腎臟組織與血管受損，會引起高血壓、血管硬化；而當蛋白尿過多，血中的蛋白質下降，會刺激身體製造過多的膽固醇，因此引發高血脂。

④ **尿量減少、四肢或臉部浮腫及心衰竭**：腎臟排出的尿液變少，造成水分蓄積於體內，造成肢體浮腫、體重上升，肺部積水造成呼吸喘，心臟積水造成心衰竭等症狀。

⑤ **食欲不振**：噁心、嘔吐、口腔異味、呼吸有阿摩尼亞的味道。

治療與自我照護

A. **持續門診治療與追蹤**：定期門診追蹤監測腎臟功能，及時介入適當的治療，並與醫護人員討論治療措施與自我保健方法，千萬不可自動停藥或加藥，勿聽信偏方草藥、不實廣告成藥、及未經醫師處方的止痛藥。

B. **健康的生活習慣**：不熬夜、不酗酒及戒菸，以飲食與藥物控制，減輕心臟與血管疾病風險，維持適當體重，每週至少運動 150 分鐘。

C. **飲食控制**：適量攝取蛋白質，限制含磷及含鉀量高的食物，避免高油脂食物，勿自行使用補品、健康食品等，建議諮詢營養師調整飲食。

E. **預防併發症**：配合飲食控制以預防高血鉀。血中鉀離子過高，可能會引發心律不整，甚至危及生命，平時應限制含鉀量高食物的攝取，醫師視病情開立降鉀藥物。

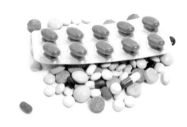

避免高血磷而產生腎性骨病變，限制含磷量高的食物。血中磷離子過高，可能會引起皮膚搔癢、抽筋、副甲狀腺亢進、血管組織鈣化及腎性骨病變等，醫師視病情開立磷結合劑。

F. **預防水腫、水分蓄積**：應避免喝過多的湯汁，及攝取過多的鹽分，尤其是現代人的生活步調要求快速及方便，常常外食或吃速食、泡麵、微波食品，或喝飲料、沖泡飲品等，這些食品所含鹽及糖通常偏高，因此食用時要多加注意。醫師可視病情開立利尿劑，以減少水分蓄積於體內。

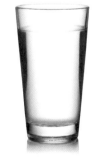

G. **預防感染**：常見的泌尿道及呼吸道感染會影響腎臟功能。
為了預防泌尿道感染，如廁時需養成個人良好衛生習慣，
勿憋尿，洗澡採淋浴方式等。注意氣候變化，必要時多添
加衣服，流行性感冒季節盡量不要出入公共場所，每年接
種流感疫苗以減少呼吸道感染。

4.慢性腎臟病第 5 期照護重點

慢性腎臟病第 5 期，腎臟功能約正常人的 15％以下，應該每
個月到腎臟科門診追蹤。**這時期腎臟已經無法有效清除體內代謝
物及維持體液的酸鹼平衡，隨著腎臟功能漸漸衰退而出現尿毒症
狀，此時應準備接受透析（或腎移植）等腎臟替代療法。**

治療與自我照護注意事項如下：

⑴ 持續門診治療與追蹤

定期門診追蹤可監測腎功能，及時介入適當的治療，並與醫
護人員討論治療措施與自我保健方法，避免自動停藥或加藥，勿
聽信偏方草藥、及不實廣告成藥，不使用未經醫師處方的止痛藥。

⑵ 改善貧血與心衰竭

配合醫師治療與注射人工合成紅血球生成素，
或輸血、注射鐵劑，以改善貧血及減輕心衰竭。

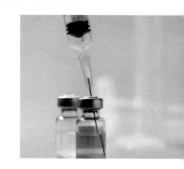

⑶ 預防併發症

● **配合飲食控制以預防高血鉀**：血中鉀離子過高，可能會引發心律不整，甚至危及生命，平時應限制含鉀量高食物的攝取，醫師視病情開立降鉀藥物。

● **避免高血磷而產生腎性骨病變**：限制含磷量高的食物，血中磷離子過高，可能會引起皮膚搔癢、抽筋、副甲狀腺亢進、血管組織鈣化及腎性骨病變等，醫師視病情開立磷結合劑。

⑷ 預防感染

常見的泌尿道及呼吸道感染會影響腎臟功能。為了預防泌尿道感染，如廁時需養成個人良好衛生習慣，勿憋尿，洗澡採淋浴方式等。注意氣候變化，必要時多添加衣服，流行性感冒季節盡量不要出入公共場所，每年接種流感疫苗以減少呼吸道感染。

⑸ 減輕心肺積水、呼吸喘症狀

依醫囑使用利尿劑來減輕心肺積水、呼吸喘症狀，如水分仍無法有效排出時，須藉由透析方式移除身體蓄積的水分。

⑹ 改善食欲不振及噁心感

食欲不振可使用藥物治療，伴隨電解質不平衡所出現的噁心、嘔吐症狀則須經由透析治療改善。

腎臟病 5 期的症狀與照護重點

分期	腎絲球過濾率 mL/min/1.73m^2		臨床症狀	照護重點
1	觀察期	GFR ≧ 90	腎功能仍有正常人的60%以上，出現血尿、蛋白尿或水腫現象。	● 維持腎臟功能 ①積極控制慢性病，如三高、痛風等。 ②維持健康的飲食習慣及規律的生活作息。 ③定期做腎功能檢測。
2	輕度慢性腎臟病	GFR：60 ～ 89		
3	中度慢性腎臟病	3a GFR：45 ～ 59	腎功能僅有正常人的 15 ～ 59%，可能出現水腫、高血壓、蛋白尿、貧血和倦怠等症狀。	● 減緩進入末期腎臟病 ①積極配合醫師治療。 ②規律的生活作息及運動，並控制體重。 ③勿聽信偏方或任意服用藥物。 ④飲食控制：低蛋白質飲食。 ⑤預防併發症：如高血鉀及腎性骨病變。 ⑥預防水腫：適量攝取水分及鹽分。 ⑦預防泌尿道及呼吸道感染。
		3b GFR：30 ～ 44		
4	重度慢性腎臟病	GFR：15 ～ 29		
5	末期腎臟病	GFR < 15	腎功能剩下正常人的15%以下，無法排除體內代謝廢物和水分。	● 準備接受腎臟替代療法 ①積極配合醫師治療。 ②持續配合第 3、4 期腎臟病的治療方式。 ③治療貧血：注射紅血球生成素。 ④認識什麼是腎臟替代療法，並開始進行準備。

⑺ 飲食控制

適量攝取蛋白質，限制含磷及含鉀量高的食物，避免高油脂食物，勿自行使用補品、健康食品等，建議諮詢營養師調整飲食。

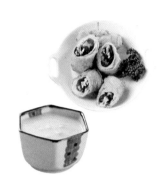

⑻ 腎臟替代療法的選擇及準備

先做好腎臟替代療法的選擇與準備。腎臟替代療法有血液透析（俗稱洗腎）、腹膜透析（俗稱洗肚子）、腎臟移植（俗稱換腎）或不透析而接受安寧療護。

選擇腎臟替代療法後，須做好準備與安排，例如：**血液透析**需事先手術建立動靜脈瘻管，**腎臟移植**需先到移植門診評估並登記等，事先做好準備可以避免出現尿毒症狀時接受緊急透析，病人必須插入臨時透析導管，嚴重時需入住加護病房透析，增加病人的痛苦及醫療負擔。

5. 如何與慢性腎臟病和平共存

慢性腎臟病和肝臟一樣，都是沉默的殺手，不容易被察覺，往往被告知有腎臟病時，有些人已是第 3 期或第 4 期的腎臟病，是一種高盛行率卻低認知的狀態；**也就是說很多人已經罹患慢性腎臟疾病，但自己卻沒有發現**。因此，平時就做好腎臟的保健，相對可以降低許多風險。平日如何進行腎臟的保健，我們可以這樣做：

① **健康的生活型態**：作息正常不要熬夜，有助於身體良好的代謝。

② **規律運動**：可以增加身體的代謝，有助於疾病的預防及維持身心健康。

③ **維持適當的體重**：以避免肥胖及相關心血管的疾病找上身。

④ **營養管理**：避免大魚大肉、暴飲暴食，也要少油、少鹽、少糖、少加工、少精緻澱粉，多吃蔬菜及適量的水果。

⑤ **注重喝水**：適度飲用白開水，少喝手搖及罐裝飲料。

⑥ **不憋尿**：憋尿會增加泌尿系統感染的機會，長期下來也可能會造成腎臟及膀胱的永久性損傷。

⑦ **慎用藥物**：不吃來路不明的藥物、避免習慣性服用止痛藥、減少坊間宣稱有療效的補品、健康食品等，即使服用中藥也建議與醫師討論。

⑧ **維持腰圍**：避免產生鮪魚肚，男性腰圍以 90 公分，女性 80 公分為準，過大的腰圍往往代表腹部肥胖，更隱藏著過多油脂，容易引起代謝性疾病。

　　慢性腎臟病也是腎臟老化過的過程之一，是不可逆的狀態，但若注重保健，加上慢性腎臟病護理師及配合營養師的飲食指導，維持健康生活型態，以及低蛋白植物性的飲食與藥物控制，還是可以減慢腎臟老化現象，避免立即進入洗腎的階段。

第二章
健康新知──
慢性腎臟病的運動治療

1.運動是一種治療法

　　有多篇研究與報告顯示，「運動療法」對於多種慢性疾病的治療與預防，例：如**糖尿病、高血壓、心血管疾病和慢性阻塞性肺部疾病**，確實具有改善身體功能的作用。近幾年的多數研究發現，慢性腎臟病友大多合併代謝性疾病、心臟血管疾病、肌肉萎縮與輕微發炎症狀。另外，慢性腎臟病友多數存在體能與運動能力減退，日常生活能力和生活質量降低的情形。

　　規律的運動能減輕體內發炎，改善心血管功能，改善肌肉力量與運動耐力，增加體能，減緩腎友的身體不適，並可以完成自我照護。在《台灣慢性腎臟病臨床診療指引》中指出：慢性腎臟病病友同時俱有傳統及非傳統的心血管危險因子，不運動會讓慢性腎臟病友心血管死亡風險增加 1.57 倍，因此運動療法更應該被納入慢性腎臟病的整體照護。

　　運動治療可以改善慢性腎臟病患者的骨骼肌組織型態、改善肌肉萎縮、促進肌肉強度和耐力的提高，**建議以有氧運動、阻力訓練、合併平衡感、步態訓練，每週運動至少 3 次，每次 30 分鐘以上，**可以顯著增加慢性腎臟病友的肌肉量，並且能提升生活功能、避免跌倒機率發生，同時可以降低體液中發炎因子，減緩慢性腎臟病的進展。

運動案例①
透析病患最值得學習的楷模：**轉念找回健康**

姓名：陳大姐　　年齡：46 歲　　職業：上班族　　病症：糖尿病腎病變

　　陳大姐是單身上班族，長期的糖尿病引發了腎病變，幾年前開始了每週三次到醫院血液透析的生活。因為獨居乏人照護，相對健康也每況愈下，洗腎狀態愈來愈不穩定，當然工作也無法勝任，只好提前退休。

　　護理師評估發現，陳大姐平時血壓偏低，收縮壓平均在 70 ～ 90 毫米汞柱 (mmHg)，常常吃不下，營養相對不足，二次透析間體重只重 0.5 ～ 1.0 公斤，血液檢查顯示，營養指數的白蛋白值落在 2.8 ～ 3.0g/dL，低於標準。意志愈來愈消沉，不太與人溝通、不想動，更別說外出散步或運動，整體明顯消瘦，小腿肚看起來很瘦弱，漸漸需要輪椅代步。這明顯就是肌少症了。

　　眼看陳大姐生活自理能力下降，親戚只好協助請看護。經看護的細心照料，漸漸擺脫獨居的恐懼，臉上也展開久違的笑容。陳大姐開始要求運動，且主動找復健科協助。

　　一開始是訓練腿部肌力，陳大姐稍微動一下就覺得很喘，直喊著腳沒力氣。經過醫療團隊不斷鼓勵，隨著復健次數增加，陳大姐的運動時間由原來每 3 到 5 分鐘要休息一下，可以撐到一次半小時，後來甚至可以連續 1 小時復健運動。

　　養成常規的運動習慣後，陳大姐體力提升，胃口也變好了，還搭配醫院營養師的飲食指導，營養更均衡。現在陳大姐可以自己走路，不需坐輪椅，小腿的肌力及肌肉量也回來了，血壓穩定在 100 毫米汞柱以上，血液白蛋白指數也達到 4.0g/dL 的標準，整個人顯得精神有活力。這樣的改變，可說是定期運動的功勞，也是透析病人運動治療的最佳典範。

2. 運動療法對於腎臟病危險因子及共病症的效果

研究發現，運動可延緩危險因子導致腎臟病，有效改善腎病的共病症，同時減輕腎病負擔。分述如下：

1	糖尿病	每週進行 3 次較大強度的有氧運動，持續兩個月，可使胰島素敏感性增加 46%，增加糖質的代謝與含氧量，降低血液中發炎因子的產生，促進血糖控制，延緩腎臟病的病程。
2	高血壓	慢性腎臟病友經過 4 個月的有氧訓練，收縮壓和舒張壓有明顯下降，降壓藥物的需要量有機會減少。
3	心血管疾病	運動治療增加腎友的心搏輸出量，改善血管彈性、調節血壓，減弱交感神經興奮、增強副交感神經活性，維持其平衡，減少心臟猝死及心律不整的風險。
4	代謝性酸血症	運動治療可以改善慢性腎臟病人因代謝性酸血症所導致的骨骼肌蛋白質裂解、改善肌肉萎縮，並促進內皮細胞一氧化氮的合成，擴張腎臟入球小動脈和出球小動脈，降低腎小管內壓，降低補體替代路徑，減輕腎小管內皮損傷，減緩慢性腎臟病病程。
5	肌少症和衰弱	運動訓練刺激多種肌肉因子的分泌，增加肌肉粒線體含量，促進肌肉蛋白合成、增加肌肉力量。研究實測慢性腎臟病 3b 期到 4 期的病人，進行為期 8 週、每週 3 次的阻力運動訓練，肌肉的橫切面積、體積與力量均增加。體能與肌耐力增加，可減緩腎友的身體不適，完成自我照護。
6	高血脂	有氧運動能降低低密度脂蛋白，並提升高密度脂蛋白水平，使身體血液循環速度變快，增加脂質的代謝，改善體內膽固醇及三酸甘油脂過高現象，降低腎小球內脂質沉積，延緩腎絲球過濾率的下降。
7	肥胖	運動可消耗身體過多熱量，幫助維持適當體重，肥胖的人脂肪組織會分泌 IL-6，使 C- 反應蛋白濃度升高，有氧運動訓練可藉由減少脂肪組織，進而降低 C- 反應蛋白濃度、發炎反應、胰島素抗性與氧化壓力，延緩腎臟病的病程。

8	高磷酸鹽血症	運動並無法直接改善高磷酸鹽血症，但可以間接促進鈣磷平衡，減少次發性副甲狀腺亢進的發生，降低高血磷造成氧化壓力，減緩腎臟血管內皮細胞受損。
9	維生素D缺乏	戶外運動使皮膚在足夠的陽光和中波紫外線暴露後，將前驅維生素D（pro-vitamin D）轉換成維生素D3，之後再和其結合蛋白結合，藉由血液傳送到各器官，進行代謝及活化，並在腎臟再進一步被羥基化成為具生理活性的維生素D，減少次發性副甲狀腺亢進的發生，穩定骨骼系統與慢性腎臟病。
10	失眠	運動可增加腦血流量，刺激腦內啡與兒茶素等激素分泌增加，使中樞神經系統產生愉悅感，可有效紓解心理壓力和焦慮情緒，改善睡眠品質；良好的睡眠有助於恢復身體各項生理機能。

3.運動有方，洗腎更健康

　　已經在透析的病友，與慢性腎臟病友同樣存在心臟血管疾病、肌肉萎縮、輕微發炎、體能與運動能力減退，日常生活能力和生活質量降低等問題。透析治療讓透析病人可能比一般人運動的時間更有限，但如果以沒時間為理由而不運動，會形成惡性循環，讓人愈透析身體愈糟。有許多文獻及研究證實，運動可降低透析病人死亡率、住院率，並提高透析病人生活品質。

　　運動這帖良藥的效果，能減少用藥的機率，降低引發其他病變的機率；但是還是需要注意運動安全與運動處方，以減少運動傷害。設計運動處方前，需先評估自己的肌力與能力等級，再選擇適當程度的運動方式與時間，以達到安全的運動。

　　若您有以下病況，請先與您的專科醫師討論，再開始準備運動的方式與程度。

運動治療的禁忌症

1
未控制的
高血壓。

2
潛在的致命性
心律不整。

3
近期發生的
心肌梗塞。

4
不穩定的
心絞痛。

8
透析前持續
性高血鉀。

7
嚴重腦血管和
外周血管病變。

6
未控制的
糖尿病。

5
控制不良
的肝病。

4. 拒絕肌少症

臨床上觀察，**慢性腎臟病友及已透析病友也常會發生肌少症**的狀況，若能及早預防及減緩惡化的態勢，相對也有助於阻止腎臟功能的衰減及合併症的發生。因此，我們特別於此介紹肌少症讓大家認識。

肌少症的危險因子與對健康的衝擊

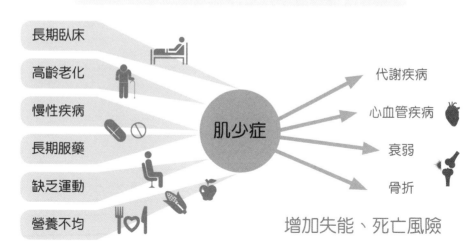

長期臥床
高齡老化
慢性疾病
長期服藥
缺乏運動
營養不均

肌少症

代謝疾病
心血管疾病
衰弱
骨折

增加失能、死亡風險

　　肌少症（Sarcopenia），是一種全身進行性的肌肉相關疾病。最新的指引將其定義為骨骼肌肉的強度、質量、數量及身體機能表現的下降。近年來肌少症漸受重視，主要是因人口高齡化，以及它被認為會導致一些臨床的不良後果，包括：跌倒、骨折、肢體失能，甚至死亡。

　　一般人認為體形瘦弱的人比較容易產生肌肉量少的情形，其實不然，過胖和體重過重也可能是「肌少性肥胖」，因此可知「胖瘦」和「體脂肪高低」，都不是判斷是否有肌少症的正確方式。肌少症雖然會隨著人體老化而比例增加，但是肌少症不是老年人的專利，年輕人還是要小心。

(1) 肌少症的成因

　　年紀老化所造成的肌少症，在醫學上稱為原發性肌少症。疾病、低活動量、營養不良等，則屬於繼發性肌少症。

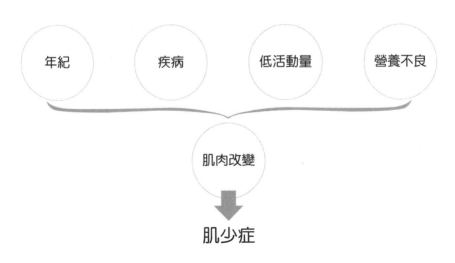

- **疾病**：如癌症、重大的器官衰竭、內分泌疾病。

- **低活動量**：如長期臥床、肢體失能、行動不便，或不愛運動、沒有活動習慣的人。

- **營養失衡**：包括：高生物價蛋白質攝取不足、吸收不佳、進食困難、厭食、牙口不好等。

- **其他**：此外，還包括激烈的惡性減肥，藥物引起食欲不振的副作用等等。

⑵ 肌少症的檢測

擔心自己有肌少症嗎？根據 2019 亞洲肌少症共識會（The Asian Working Group for Sarcopenia, AWGS 2019）最新醫療指引建議，**第一步可以先運用「肌少症簡易篩檢法（SARC-F）」進行自我評估**。

第二步，有肌少症風險的人，建議藉由握力及坐站測試、手臂曲舉評估來評估肌肉強度。

第三步，如要證實肌肉數量或質量是否減少，可就醫檢查。主要是使用**雙能量 X 射線吸收儀**或**生物電阻抗分析儀**來測量。這兩種檢查比較簡單安全，但缺點是較不精準。因此如為肌少症的高風險族群，可能需進行**電腦斷層**或**核磁共振檢查**來精準評估。

您可以看下一頁的「肌少症簡易篩檢」檢測，評估自己是否有肌少症的風險？

肌少症簡易篩檢

項目	問題	回答（計分）	計分
力量	提 10 磅重物（4.54 公斤）	● 沒有困難：0 ● 有一些困難：1 ● 很困難／無法完成：2	
行走	走過一個房間	● 沒有困難：0 ● 有一些困難：1 ● 很困難／需要使用協助工具／無法完成：2	
起身	從床上或椅子站起來	● 沒有困難：0 ● 有一些困難：1 ● 很困難／需要他人協助：2	
登階	爬 10 階樓梯	● 沒有困難：0 ● 有一些困難：1 ● 很困難／無法完成：2	
跌倒	過去一年跌倒幾次	● 沒有跌倒：0 ● 跌倒 1～3 次：1 ● 跌倒 4 次或以上：2	

說明：
簡單的五道題目，加總超過 4 分，就屬於有肌少症的風險。

總計_____分

症狀期別	肌肉量減少	肌肉力量減弱	低身體功能表現
①肌少症前期	✔		
②肌少症	✔	✔或✔	
③嚴重肌少症	✔	✔且✔	

①「肌少症前期」—肌肉質量降低至標準以下。

②「肌少症」—低肌肉質量＋低肌力強度或低身體功能表現。

③「嚴重肌少症」—低肌肉質量＋低肌力強度＋低身體功能。

(3) 腎友預防肌少症的運動處方

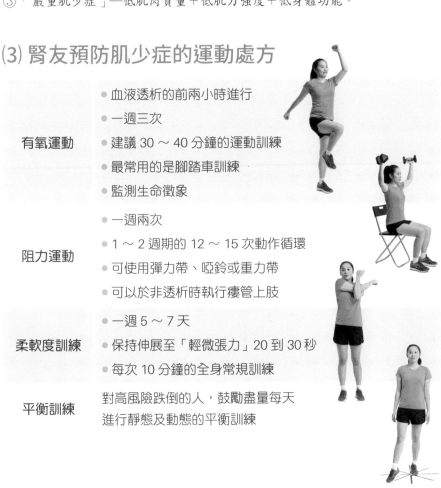

有氧運動	● 血液透析的前兩小時進行
	● 一週三次
	● 建議 30 ～ 40 分鐘的運動訓練
	● 最常用的是腳踏車訓練
	● 監測生命徵象
阻力運動	● 一週兩次
	● 1 ～ 2 週期的 12 ～ 15 次動作循環
	● 可使用彈力帶、啞鈴或重力帶
	● 可以於非透析時執行瘻管上肢
柔軟度訓練	● 一週 5 ～ 7 天
	● 保持伸展至「輕微張力」20 到 30 秒
	● 每次 10 分鐘的全身常規訓練
平衡訓練	對高風險跌倒的人，鼓勵盡量每天進行靜態及動態的平衡訓練

肌少症無法靠藥物改善，預防才能減少肌少症發生。肌肉一旦嚴重流失，影響的不只是行動能力而已，還包括代謝異常、心血管疾病，及產生胰島素阻抗。因此「適當規律運動」與「攝取足夠營養」，是預防肌肉流失二大法則。

運動方面，個人可以增加或改變運動的習慣，主要著重在增加肌肉阻抗運動，才能增進肌力與肌耐力，同時可以減少肥胖的發生率，還有助於預防骨質疏鬆症的發生。

營養方面，需要攝取足夠且優質的蛋白質及熱量，尤其富含白胺酸（leucine）的蛋白質對肌肉合成有益，例如：牛奶、黃豆、花生等。正常人蛋白質攝取量約 0.8 至 1.0 公克／公斤體重，但對於高齡者是不夠的，因為肌肉的流失，所需要的蛋白質建議要提升到 1.2 至 1.5 公克／公斤體重，這對許多高齡者而言，往往因為牙口不好，就不容易達到這個目標，所以選擇軟質的食物或讓食物變軟變小，也是方法之一。

而且需避免將蛋白質集中在一餐吃完，平均分配在每一餐，才能使肌肉合成的效益加大。除此之外，應再增加維生素 D 的補充，因為肌肉細胞上的維生素 D 接受器，可以促進肌肉蛋白質的合成，所以要記得適時曬曬太陽，至少每天 30 分鐘。

如果蛋白質攝取限制的病人，則依最低限制的蛋白質量加上運動，一樣也是有成效的喔！而且還可以減輕身體的負擔，減緩疾病的症狀。

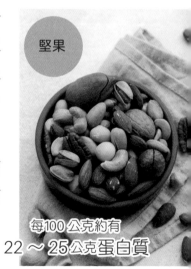

堅果

每100 公克約有
22 ～ 25公克蛋白質

當然如果有慢性疾病，還是要加以控制，才能讓肌肉的質與量提升，穩定日常生活的功能，達到「復能」的目標。

 富含白胺酸的蛋白質

食物	白胺酸（DV%）	食物	白胺酸（DV%）
脫脂奶粉	4096mg（202.0%）	壽司海苔片	3585mg（176.8%）
青仁黑豆	2729mg（134.6%）	豆干丁（五香）	2595mg（128%）
豆腐皮	2453mg（121%）	西洋芹菜片	2110mg（104%）
毛綠豆	1746mg（86.1%）		

※ 資料來源參考：

https://sites.google.com/site/nutrientranking/protein/essential-amino-acid/leu

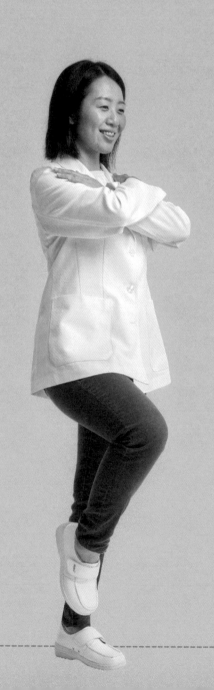

part3

慢性腎臟病友
運動前的風險評估

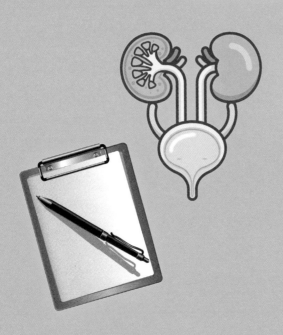

第一章
運動前，先評估風險

腎臟在身體所扮演的角色與心臟血管系統息息相關，如果腎臟功能下降，對心臟的負荷就增加。這時候，如果能把自己的肌肉系統訓練得比較強健一點，就能輔助心臟循環，減少心臟需要承受的負擔。

反之，當身體因活動不足或都只從事低強度的活動，肌肉質量會下降，協助心臟循環的能力也跟著下降，心臟血管系統在沒有幫手的情況下容易過度使用，身體就可能更快變成衰弱或失能的狀態。

對慢性腎病的朋友來說，最希望的就是盡可能延後必須長期洗腎的時間，讓腎功能維持得愈久愈好，所以要避開危險因子，尤其是高血糖及高血壓。運動，就是一個非常適合的治療方法！**運動可以增加胰島素的敏感度及血管內皮細胞品質，使血糖保持在健康的範圍，有助於避免血壓過高的風險。**運動的好處這麼多，還有什麼理由不養成運動習慣呢？

但是，「安全」第一，一定要在不影響

生命與健康的情形前提下，開始逐漸運動！

　　規律運動對腎友有許多的好處，增進體力、改善血壓、增加肌肉與力氣表現等等。只是，大多腎友相較同齡者身體較虛弱或是有些血管的共病症，而且，貿然衝動開始運動潛藏很多受傷的風險。所以在這裡提供大家相關的自我評估風險與危險症狀提醒，希望腎友們都能安全且開心的進行運動。

1. 認識 7 個心肺相關的危險症狀。

2. 從症狀與運動習慣與體力程度判斷自己的風險程度。

3. 可繼續運動或是需要醫療諮詢。

1. 認識 7 個心肺相關的危險症狀

　　不論目前是否已經有心血管疾病或代謝症狀相關診斷，如果出現這 8 大症狀「請務必」找醫師討論，經過專業諮詢後再開始或是繼續運動喔！

(1) 胸痛

　　心臟相關的胸痛常以鈍痛、緊緊沉重的胸悶感覺為症狀，有時不只是左胸胸痛，還會傳到牙齦、左肩。也有人提過極大的胸部疼痛，甚至痛到背後肩胛。發生的時機在運動或是緊張時、寒冷的天氣與飯後。休息可能可以緩解，倘若休息仍無法緩解，請立刻就醫。

　　有種突發的胸痛，如果感覺像是強烈撕裂刀割的疼痛，甚至會疼到背痛，很有可能是極為致命的**「主動脈剝離」**，務必緊急就醫！

(2) 心悸

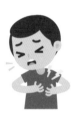

心悸是一種身體出現不適的狀況，覺得心臟顫動不規律，造成胸口感到不適，透不過氣，精神疲勞且無力，有些人可能會伴隨氣短、喉嚨有壓縮感等現象。

(3) 水腫

有兩種自我檢查方式：① 用手指去壓小腿脛骨骨凸旁，觀察是否出現無法立即恢復的壓陷指痕。雙腳水腫代表全身水分滯留，然而單腳水腫則要小心靜脈栓塞。② 每天量體重，如果兩天內快速增加 2 公斤，走路感到喘，表示水積到心臟、肺臟，十分危險。

凹陷性水腫

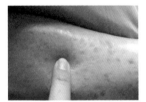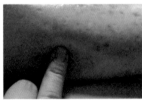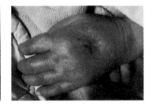

(4) 端坐呼吸或是夜眠呼吸困難

當身體有過多的水分滯留時，平躺會感覺不好呼吸，甚至乾咳加劇，需要墊高枕頭或坐起來才能呼吸。睡到一半會覺得胸悶、不好呼吸或是咳嗽，也是一樣的警訊。

(5) 喘

　　這裡指的喘是相較於平時的同樣運動量，例如：平時去公園散步都不會喘，最近卻無法走一樣遠，或是比平時更喘。此外，運動後需要休息很久才會減緩喘的程度，就需要留意。

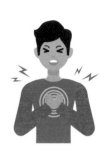

(6) 暈眩

　　腎友們常常有貧血與血壓的問題，快速改變姿勢容易短暫頭暈，例如從蹲姿一下子站起來，這樣的狀況不用太過擔心。但若是莫名其妙突然發生的暈眩，甚至昏倒，這就是屬於心血管症狀，務必就醫安排進階檢查。

(7) 間歇性跛行

　　走路走到一半，小腿痠痛，或是腳麻無力，停下來休息1到2分鐘才能緩解繼續走。這個狀況可能會是神經壓迫造成，或是下肢血管阻塞造成，都需要就醫，看是否需進一步治療。

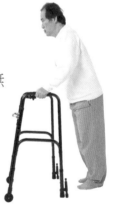

※ 其他疼痛：

　　除了危險度較高的心血管症狀，常見的下背痛、肩頸疼痛或是下肢關節疼痛，都可以找復健科專科醫師來評估處理，諮詢選擇合適的運動類型，也能處理運動造成的事後受傷，讓您更能安心運動。

第二章
從症狀與運動習慣與體力程度
判斷自己的風險程度

請腎友們跟著我們下面的步驟認識自己,進行風險評估。

Q1 **請問您在這三個月是否有一週三次以上的規律運動?**

運動類型類似走路、騎腳踏車等有氧運動,一次運動 30 分鐘以上的程度。

如果您的回答是「是」→ Q2

Q2 **請問最近是否有出現第 81 頁提及的 7 個心肺相關危險症狀?**

「是」→請到醫院接受醫療諮詢評估。

「否」→代表繼續進行原來的運動是安全的;倘若您打算提高運動強度,請再次接受醫療諮詢評估。

1. 如果您是規律運動者

如果我是規律運動者
並且達到 333 原則
「一週三次，一次 30 分鐘
的中等強度運動，並且持續
了三個月以上」

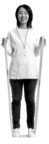

最近出現
新的心臟血管相
關症狀，或是體
力莫名降低

→ 請暫停運動！必
須先去腎臟科或
心臟科看診，經
專業評估後，決
定運動復健方式

最近的日常生活
與運動反應沒有
異常

→ 可以繼續原本的
運動強度

→ 倘若想要挑戰提
高強度的新運動
↓
請找腎臟科或
心臟科醫師
進行評估

2. 如果您是運動新手或很久沒運動

我是運動新手

很久沒運動了，正想重新開始

→ 請務必接受腎臟科或
心臟科的評估後，由低強度
開始採漸進式進展運動

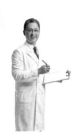

第三章
可繼續運動或是需要醫療諮詢

善用「天時地利人和」口訣

開始運動的計畫，我們可以善用「天時地利人和」的口訣來幫忙自己注意安全與做好準備。

天	時	地	利	人	和
• 合適的氣溫 • 太冷與太熱對心臟負擔大	• 避免過早與中午時段	• 善用居家環境 • 安全的環境，像是學校操場公園、階梯	• 透氣舒適的衣服與運動鞋 • 考慮準備室內運動器材	• 放鬆與專心 • 每天規律測量血壓與體重 • 運動強度要有些辛苦但是不能痛苦	• 找運動夥伴 • 守望相助並且提升運動動機

TIP 慢性腎臟病第 1～2 期的腎友，多半沒有症狀，養成規律運動習慣，是阻止腎臟功能惡化的最好方法。運動的目標應該放在協助控制身體脂肪及血糖、血壓維持正常，最適合有氧運動。另外，還需要適當進行肌力訓練，儲存本錢。

part4

運動基本準則與訓練重點評估

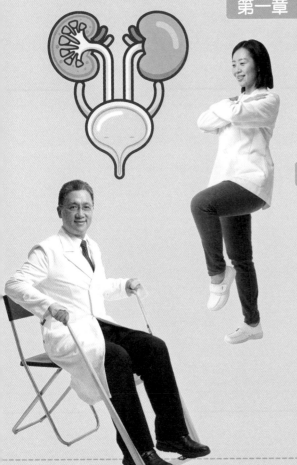

第一章
運動的基本原則——培養健康體能

「我的腎這個樣子,能做什麼運動?」腎友提出的這個問題很重要!開始運動前,我們必須要弄清楚,自己現階段的身體健康狀況,適合哪一種活動階段,再循序漸進。

對於自己狀況覺得良好者,可先依照 PART3 的評量方式來檢測(詳見第 80 頁)。若覺得體能明顯下降的腎友,建議可依照下面方式來挑選適當的運動訓練。您一整天走了多少步呢?是「如如不動」還是「動如脫兔」?

生活型態可以依據步數來區分,每天低於 5,000 步,屬「久坐不動型」,5,000 ~ 7,499 步屬於「低活動量型」,7,500 ~ 9,999 步為「適當活動量」,每天超過一萬步,屬於「高活動量」。低活動量可能產生危害的例子比比皆是,值得你我一起注意。而運動,就是隨手可取得的良藥。

久坐不動型	每天低於 5,000 步	1. 增加慢性病發生的機率
低活動量型	5,000 ~ 7,499 步	2. 認知功能容易衰退,增加失智風險
適當活動量	7,500 ~ 9,999 步	1. 可減少心血管疾病
高活動量	每天超過一萬步	2. 減少體脂肪堆積 3. 減少失智風險 4. 降低身體衰退風險

運動，已納入很多人規畫的健康生活項目之一，而且每一段時期會有流行的運動項目，從競走、自行車、馬拉松、上健身房等，當然還有全民瘋的運動比賽，如籃球、棒球、足球、羽球等，年輕時可以盡情揮灑熱情從事激烈運動，好像有用不完的精力，可以選擇高強度的無氧運動，對膝蓋負荷大也沒在怕的。

但隨著年齡增長，要小心運動過度的傷害，運動前先熱身，運動後要收操；隨著年齡變化，運動更重視養生，或許可以選擇瑜伽、太極、有氧體操、游泳、皮拉提斯，甚至最簡單的每日走幾步⋯⋯重點是選擇適合強度的運動，循序漸進，畢竟運動的終極目標，是要幫助身體維持健康，減緩老化。

即使年輕時沒有運動習慣，沒關係，就從現在開始吧！

一般人應該都聽過「體適能」這個名詞，但其中的含意可能並不完全了解，而與一般民眾比較相關的為「健康相關的體適能」（Health-related fitness），簡稱為「健康體能」，健康體能指的是人體中器官組織系統的功能可以正常的發揮，包含心肺功能、肌肉骨骼神經系統等，能讓身體去應付日常生活的工作以及應付突如其來的狀況。

現代的醫療與科技發展快速，使得人的壽命延長許多，而方便的科技也使人的活動減少許多，可以很輕易地完成日常的生活工作，但是這樣的情況下，會使身體衰退得更加快速，體能衰退到一定程度就連基本生活都無法應付，使生活品質下降。

　　體能會隨著年紀增長而下降，包含心肺耐力與肌肉力量的下降，而體能的下降與許多慢性的疾病息息相關，包括：心臟病、糖尿病、心血管疾病等等，而運動是能維持體能，甚至提升體能的好方法。

1. 肌力

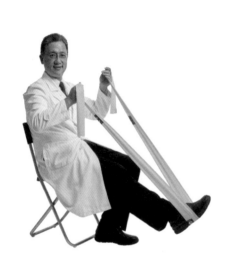

2. 心肺耐力

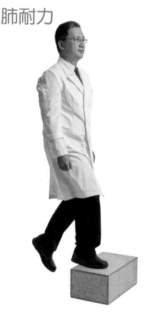

3. 動作神經控制能力

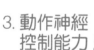
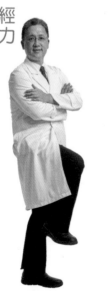

4. 柔軟度

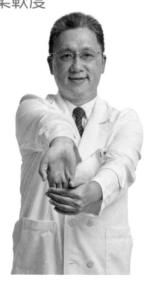

第二章
身體四大能力指標

　　運動表現是身體總和能力的呈現，不同類型的運動對於身體能力的**「肌力」**、**「心肺耐力」**、**「動作神經控制能力」**、**「柔軟度」**有不同比例的要求。愈能滿足運動條件，表現越好，譬如：短跑選手需要的肌爆發力需求高於心肺耐力，馬拉松選手的心肺耐力要求最高。

　　身體的四大能力指標為：「肌力」、「心肺耐力」、「動作神經控制能力」、「柔軟度」，以下分別說明。並建議可在家中進行簡易評量的方法，先了解自己的身體目前的素質狀態，才能選擇最適合自己的活動和運動。

　　各項能力指標的評量方法，附上 65 歲以上的參考數值表，因台灣目前的體適能測試皆以 65 歲當作切點，而腎友的體適能表現約為同齡層的 50 ～ 80％，所以即使年齡低於 65 歲，也先請以附表參考。若想得知最正確的能力指標，我們鼓勵您到醫院復健科進行檢測，並接受物理治療師的指導建議，循序漸進改善。

1. 身體四大能力指標

(1)肌力

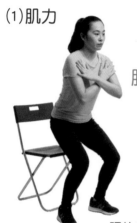

肌爆發力
肌耐力

評估方式：
30秒坐站測試、
肱二頭肌手臂曲
舉評估

(2)心肺耐力

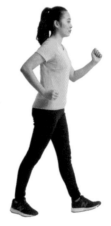

最大耗氧量
最大心率

評估方式：
2分鐘原地抬膝
踏步、6分鐘行
走測試

(3)動作神經控制能力

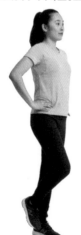

平衡
協調
步態
本體感覺

評估方式：
開眼單腳站立、
功能性伸取測試

(4)柔軟度

靜態伸展
動態伸展

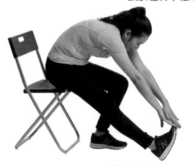

評估方式：
「抓背測試」、
「坐姿體前彎」

⑴ 肌力

　　肌力可依使用目的，再細分為：**肌爆發力**與**肌耐力**。肌爆發力是指肌肉對抗阻力時所產生的力量，一般而言是指肌肉在一次收縮時所能產生的最大力量。肌耐力是指肌肉維持用力的時間或反覆次數。

　　若想像身體是一輛汽車，運動中的身體就像是行進中的汽車，**肌爆發力是指車體能承載的人數上限，肌耐力是指能推進的距離；當肌爆發力衰退時，就如同是結構鬆散的車體，會讓乘載量下降；而肌耐力衰退，表示推進距離變短，這一輛車變成既跑不快又有受傷的風險，而要解決衰退最好的方式就是肌力訓練。**

　　一般評估肌力的方式有：**握力、坐站測試、單腳抬膝測試、肱二頭肌手臂曲舉評估**等，以下列出兩種您可自行測試的評量方式。

評量方式一：30 秒坐站測試

步驟 1
受測者坐於穩定安全的椅子上，背挺直，雙腳平踩地面，雙手胸前交叉。

步驟 2
測試開始，受測者站立起身，然後再坐下呈原來姿勢，一坐一站算一次。

步驟 3
30 秒時間內，計算坐站的總次數。

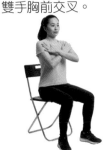
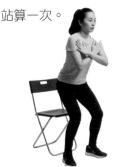
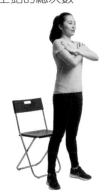

65 歲以上男性　30 秒椅子坐立現況表（單位：次）

年齡層　5分等級	不好		稍差		普通		尚好		很好	
65～69 歲	12	13	15	16	18	19	20	22	24	31
70～74 歲	10	12	14	15	16	17	18	19	20	30
75～79 歲	9	10	12	13	15	17	18	20	20	25
80～84 歲	7	8	10	12	13	15	16	17	18	25
84～89 歲	4	4	7	10	11	12	14	14	15	18
90 歲以上	3	5	5	6	7	10	12	12	12	19

65 歲以上女性　30 秒椅子坐立現況表（單位：次）

年齡層　5分等級	不好		稍差		普通		尚好		很好	
65～69 歲	9	12	14	15	17	17	18	19	20	28
70～74 歲	9	11	13	14	15	16	17	19	19	25
75～79 歲	6	9	11	12	14	15	17	17	18	26
80～84 歲	6	7	8	9	10	12	13	14	15	19
84～89 歲	4	5	7	8	10	11	11	12	14	21
90 歲以上	4	4	5	6	8	10	11	12	12	24

評量方式二：肱二頭肌手臂屈舉評估

步驟 1
坐於椅子上，雙腳踩地，慣用手拿啞鈴，手臂伸直下垂於椅子邊緣。

步驟 2
測試開始後，盡力使彎曲手肘至極限，然後回到手肘伸直狀態。

步驟 3
受測者盡在 30 秒內彎舉，計算總次數。

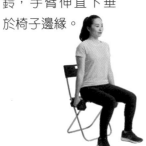
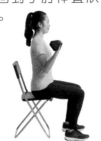
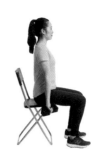

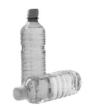

如果家中沒有啞鈴，可以保特瓶裝水或其他重物，女性測試的重量約 5 磅（2.27 公斤），男性為 8 磅（3.63 公斤）。

65 歲以上男性　肱二頭肌手臂屈舉現況表（單位：次）

年齡層 \ 5分等級	不好		稍差		普通		尚好		很好	
65～69 歲	13	14	16	18	19	19	20	22	23	28
70～74 歲	13	14	16	17	18	18	19	20	22	25
75～79 歲	10	11	14	15	16	17	18	19	20	25
80～84 歲	10	12	13	15	16	16	18	20	20	25
84～89 歲	5	9	11	13	14	15	16	16	17	21
90 歲以上	5	8	10	12	12	13	14	16	18	22

65 歲以上女性　肱二頭肌手臂屈舉現況表（單位：次）

年齡層	5分等級 不好		稍差		普通		尚好		很好	
65～69 歲	10	12	14	15	16	18	19	20	20	24
70～74 歲	10	12	14	15	15	17	18	19	20	24
75～79 歲	8	10	13	14	15	17	18	19	20	23
80～84 歲	5	6	10	11	12	14	16	16	17	21
84～89 歲	4	4	9	12	13	14	15	17	17	18
90 歲以上	4	4	5	6	8	11	12	14	15	21

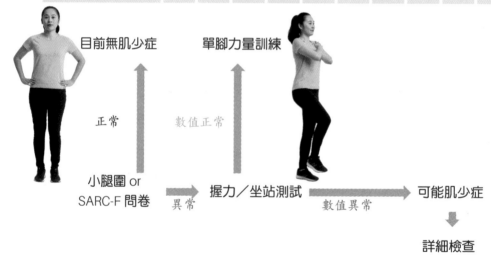

目前無肌少症　　　　單腳力量訓練

正常　　　數值正常

小腿圍 or SARC-F 問卷　　異常　　握力／坐站測試　　數值異常　　可能肌少症

詳細檢查

(2) 心肺耐力

心肺耐力是指人體攝取氧氣與轉化氧氣的能力。心肺耐力可代表著人的心臟、肺臟、血管與組織細胞互相配合的指標。好的心肺耐力可以使運動持續時間增加，提升疲勞的耐受度，使執行日常功能輕而易舉，包含爬樓梯、趕公車、快速過馬路等。心肺

耐力就好比是一輛汽車的油箱，能持續提供能量給肌肉骨骼系統產生力量，愈大的油箱能讓汽車行駛更遠，這對於人體的運動表現也相當的重要。

心肺耐力的指標，以「最大耗氧量（ VO$_2$ Max ）」最具代表性，意指身體每分鐘每單位體重能消耗利用的最大氧氣量。一般沒有健康風險的人，可以利用氣體分析儀及心率監測儀等，來量測運動極限的最大耗氧量。

但如果沒有儀器測量最大耗氧量，可以用心跳次數來換算，設定「運動目標心率（ % HRR ）」，然後配合運動強度來強化心肺耐力。有健康風險疑慮的人，於此推薦安全簡易的自行評估心肺耐力的方式，包括：2 分鐘抬膝踏步、6 分鐘行走測試。

2 分鐘
抬膝踏步

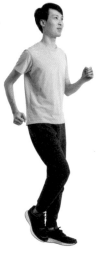

6 分鐘
行走測試

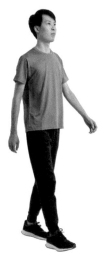

心跳和耗氧量在運動強度增加時，成正比的關係，心跳增加，耗氧量就增加，所以可用「最大心率」來推估最大耗氧量，用 220 減去年齡的數字，就等於「最大心率」。

依心肺耐力的程度可選擇不同的運動強度，但是最大心率或最大耗氧量可能每天不同，需要把休息不運動時的心跳也列入考慮，也就是，尤其是非健康族群更是有這個疑慮存在，所以**儲備心率（HRR, Heart Rate Reserve）是比較適合的依據。儲備心率是指「最大心跳」減去「休息心跳」。利用公式得出「運動目標心率（% HRR）」的數值，依當天的狀況來訂定運動強度。**

例如：王小明今年 30 歲，他的最大心率即等於 220–30 ＝ 190。王小明在休息狀態下量測心跳是每分鐘 70 下，他的「運動目標心率」等於 190–70 ＝ 120。就設定他的運動強度到心跳每分鐘將近 120 下。

2 分鐘原地抬膝踏步

① 以受測大腿中間 1/2 的高度，在牆壁上標示出有色膠帶，作為踏步時膝蓋抬高的依據。

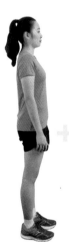

② 檢測 2 分鐘內完成的踏步次數。小於 65 下，屬於有風險的範圍。

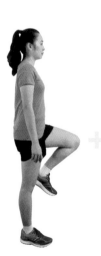

65 歲以上男性　2 分鐘原地抬膝踏步現況表（單位：次）

5分等級 年齡層	不好		稍差		普通		尚好		很好	
65～69 歲	72	83	90	92	97	101	106	108	110	129
70～74 歲	53	61	81	87	92	97	103	109	110	126
75～79 歲	51	62	77	88	95	97	102	105	106	120
80～84 歲	32	67	78	88	91	95	99	101	103	125
84～89 歲	31	35	60	70	80	88	94	96	103	119
90 歲以上	31	35	53	60	10	81	85	90	91	102

65 歲以上女性　2 分鐘原地抬膝踏步現況表（單位：次）

5分等級 年齡層	不好		稍差		普通		尚好		很好	
65～69 歲	69	81	90	95	100	103	106	110	113	131
70～74 歲	56	64	80	89	96	100	103	106	109	123
75～79 歲	50	57	73	86	90	95	100	104	106	120
80～84 歲	35	37	57	70	77	82	87	90	97	107
84～89 歲	36	49	57	70	76	89	90	96	103	119
90 歲以上	30	34	40	51	57	61	81	85	90	105

6 分鐘行走測試

測試前注意事項

- 穿著舒適衣褲，好走的鞋襪，可使用攜帶日常步行輔助工具（如枴杖、助行器）。

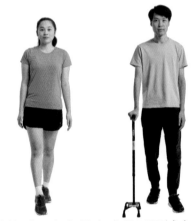

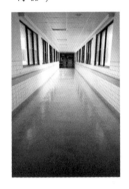

- 測試地點：安全長廊或長型區域（長度約 25 ～ 30 公尺）。
- 測試方式：起點放置椅子，碼表設定 6 分鐘，沿著長廊來回行走。

- **絕對禁忌症**：為一個月內發生不穩定型心絞痛或心肌梗塞。

- 依照自己可接受速度盡量走，勿奔跑。疲憊時可原地休息，但時間繼續計算。最後計算 6 分鐘內總共行走的距離長度。

- **運動健身小提醒**：過程中出現胸悶、胸痛、呼吸困難、腳抽筋、搖晃欲倒、冒冷汗等異常症狀，請立即停止測試。

65 歲以上男性　6 分鐘行走測試的正常範圍值（單位：公尺）

65～69 歲	70～74 歲	75～79 歲	80～84 歲	84～89 歲	90 歲以上
560～700	545～680	470～640	445～606	380～570	305～500

 65 歲以上女性　6 分鐘行走測試的正常範圍值（單位：公尺）

65～69 歲	70～74 歲	75～79 歲	80～84 歲	84～89 歲	90 歲以上
500～635	480～615	435～585	385～540	340～510	175～440

※ 參考來源：Rikli RE, Jones CJ. Senior Fitness Test Manual. Champaign（IL）：Human Kinetics;2001.

(3) 動作神經控制能力

　　動作是由肌肉產生，肌肉是由神經所控制，而神經是負責傳遞大腦的指令，神經肌肉控制的指標，是大腦下達指令後到產生動作的時間，另一個指標在於所產生的力量是否適宜；好比要能把一隻螞蟻抓起來又不能把它壓扁的力量控制。

　　再以汽車為例，**動作神經肌肉控制好比汽車要過彎道，能控制汽車不偏離軌道且速度平順，在體適能中是屬於技巧性的**能力。

　　而要訓練神經肌肉控制能力，需要反覆不斷的練習來增加神經傳遞訊息的速度與控制所應用肌肉的單元數目，反覆的練習能增加神經上的髓鞘（myelin sheath）數目來增加傳遞速度。

第二章　身體　四大能力指標

101

什麼是髓鞘（myelin sheath）？髓鞘的功能？

髓鞘是由許旺細胞（Schwann's cell）或其他類型的神經支持細胞形成的。髓鞘為包繞在（神經纖維）軸突外部的物質，每隔一段距離形成「蘭氏結」（Ranvier's node）。而且髓鞘一般只出現在脊椎動物的軸突。

髓鞘的功能有三：① 提供軸突與周圍組織電力絕緣，以避免干擾；② 以「跳躍式傳導」的機制來加快動作電位的傳遞；③ 在軸突受損的情況下，引導軸突再生。

神經細胞示意圖

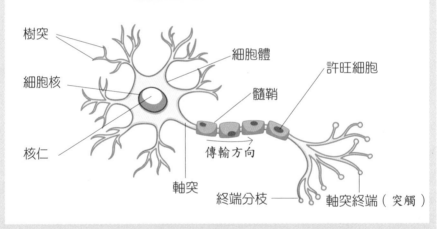

一般能代表動作神經控制的項目，包含**平衡、協調、步態、本體感覺**等。透析患者的跌倒危險因素以血壓不穩定、頭暈、步態不穩等有關，而藥物使用影響平衡和導致暈眩，以及不安全的環境（地面不平、濕滑、光線不足或行走途徑有障礙物）也會增加跌倒風險。針對年長者，訓練神經肌肉控制能降低跌倒風險，而對年輕運動員訓練神經肌肉控制，能降低運動傷害的風險。

動作神經控制能力的評估方式，包含**開眼單腳站立、功能性伸取測試**等。

開眼單腳站立

① 受測者雙手叉腰，慣用腳以全腳掌穩固著地，另一腳屈膝抬離於地面，腳尖拇趾側貼於支撐腳之腳踝內側。

② 受測者一腳已觸地，另一支撐腳移動或叉腰手離開腰部時，即停錶，並記錄平衡時間。以 120 秒為滿分。

③ 測驗兩次，記錄時間較長的數值。參照「現況表」，了解自己的動作神經控制能力在「5 分等級」的程度。

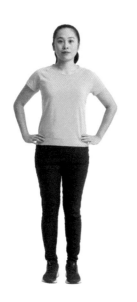
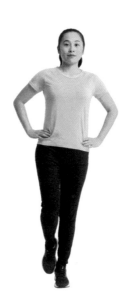
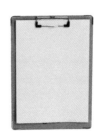

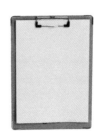 65 歲以上男性　開眼單腳站立現況表（單位：秒）

年齡層 ＼ 5分等級	不好	稍差	普通	尚好	很好
65～69歲	2.9	7.1	19.9	30.0	59.4
70～74歲	2.2	4.0	7.7	20.2	18.3
75～79歲	1.1	23	2.3	12.7	30.0
80歲以上	1.6	3.7	7.3	5.9	10.4

65 歲以上女性　開眼單腳站立現況表（單位：秒）

年齡層 ＼ 5分等級	不好	稍差	普通	尚好	很好
65～69 歲	2.0	5.3	11.8	21.5	37.0
70～74 歲	1.7	3.3	6.6	13.5	30.0
75～79 歲	1.3	2.9	4.1	7.0	24.9
80 歲以上	1.0	1.1	2.5	3.3	8.4

功能性伸取測試

① 身體直立，雙手握拳，手臂伸直平舉，與身體呈 90 度，在肩膀位置放一條水平量尺。

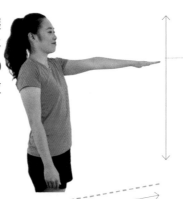

② 受測者盡可能將身體前傾。

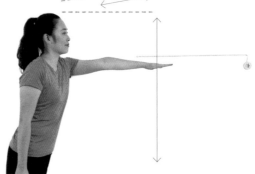

③ 計算向前延伸的距離。

　＞ =25.4 公分：標準以上

　15.24 ～ 25.4 公分：有中度跌倒風險

　＜ 15.24 公分：有顯著跌倒風險

⑷ 柔軟度

人體各關節所能伸展活動的最大範圍，適當的柔軟度可以呈現最佳動作，減少傷害產生。

運動的柔軟度，包含靜態與動態的伸展。**我們一般會在運動前執行動態伸展，運動後執行靜態伸展。**因為運動前需要將血液預先提供給肌肉，所以必須以輕量及平順的動作多次反覆執行，也同時達到放鬆關節的效果，以提升運動表現及預防傷害。

運動後，因為會有肌纖維的微小沾黏及代謝廢物累積在肌肉，以靜態伸展將肌肉慢慢拉開，同步將血液擠出肌肉、排出代謝廢物，使肌肉恢復正常。這也是為什麼運動完之後，都要收操的原因。如果沒有收操，隔天就會肌肉痠痛。

運動前以暖身操提升身體的柔軟度，讓身體的活動度打開，運動動作會更加順暢，也能降低運動傷害的風險。**當關節活動有所受限，會使運動表現受到影響，肌肉太過緊繃會導致角度的受限**，如同被卡住的方向盤就無法改變汽車的走向。良好的肌肉需要適當的柔軟度，當柔軟度受影響，肌肉力量也會跟著受到影響。

柔軟度的評估方式，以**「抓背測試」**測量上肢的柔軟度，**「坐姿體前彎測試」**測下肢的柔軟程度。

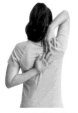

▲ 抓背測試

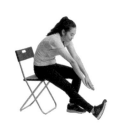

▲ 坐姿體前彎測試

抓背測試

① 將一手臂高舉過肩向後下方延伸，另一手臂在腰部向後上方延伸，測量雙手中指間的距離，以「負分數」記錄。如果手指超過指尖，以「正分數」記錄。

正分數

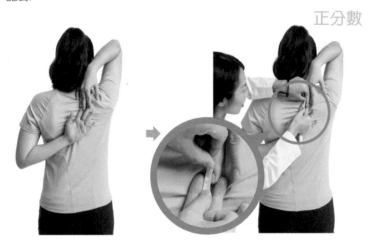

② 正式測量前可左右手各練習一次，以較佳手臂測驗二次，取最好的一次數值。

負分數

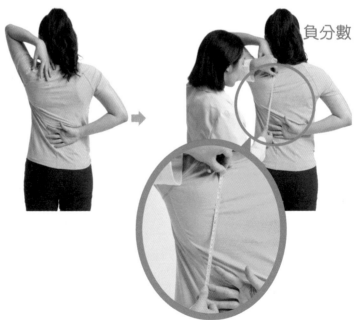

65 歲以上男性　2 分鐘抓背測試現況表（單位：公分）

年齡層 5分等級	不好		稍差		普通		尚好		很好	
65～69 歲	-27.0	-19.2	-10.0	-6.8	-3.5	-2.0	0.9	2.0	3.0	8.1
70～74 歲	-27.4	-24.0	-15.0	-11.7	-7.1	-3.5	-0.9	2.9	3.0	8.2
75～79 歲	-23.2	-20.0	-16.0	-13.8	-8.9	-7.0	-1.2	2.0	3.0	7.0
80～84 歲	-30.0	-28.5	-21.5	-17.0	-13.0	-10.0	-6.0	-3.5	-1.0	5.0
84～89 歲	-28.1	-25.0	-22.7	-17.8	-14.9	-12.0	-6.3	-3.5	0.3	4.6
90 歲以上	-27.4	-25.3	-18.1	-13.9	-10.3	-1.8	2.7	3.2	3.5	6.6

65 歲以上女性　2 分鐘抓背測試現況表（單位：公分）

年齡層 5分等級	不好		稍差		普通		尚好		很好	
65～69 歲	-16.6	-11.0	-6.0	-4.0	-0.9	1.0	3.0	4.0	5.0	8.0
70～74 歲	-17.0	-10.0	-5.7	-3.0	-1.0	1.0	2.0	4.0	4.0	9.0
75～79 歲	-20.0	-16.0	-11.7	-6.8	-3.0	0.0	2.0	3.0	4.0	8.8
80～84 歲	-22.9	-19.0	-15.0	-10.0	-7.7	-3.7	-1.3	0.0	1.0	10.0
84～89 歲	-30.0	-26.6	-17.1	-14.0	-8.9	-5.0	-3.5	-3.0	-0.3	3.6
90 歲以上	-28.8	2-4.9	-17.6	-10.4	-9.3	-6.5	-4.8	-1.7	1.0	5.6

坐姿體前彎測試

① 受測者坐於椅子前緣三分之一處，一腳向前伸展，腳尖勾起，雙手掌心朝下，中指交疊對齊，吐氣時上身緩慢往前延伸，測量鞋面最上緣與中指間之距離。

② 若手指無超過腳尖，丈量指尖到腳尖的距離，數值以「負分數」記錄。如果身體很柔軟、前彎得很好，手指超過腳尖，以「正分數」記錄。

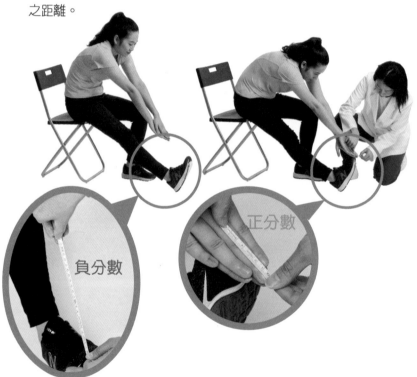

負分數

正分數

③ 正式測量前可以左右腳各練習一次。選擇柔軟度較佳的腳進行測驗二次。

65 歲以上男性　坐姿體前彎測試現況表（單位：公分）

年齡層＼5分等級	不好		稍差		普通		尚好		很好	
65～69 歲	-11.1	-10.0	-5.7	-2.0	1.0	2.0	4.0	6.0	7.0	18.0
70～74 歲	-13.0	-10.9	-8.0	-5.0	1.0	2.0	4.0	8.0	10.0	18.2
75～79 歲	-19.0	-15.6	-7.7	-2.0	0.0	1.0	2.0	3.1	5.0	15.0
80～84 歲	-18.5	-18.0	-11.5	-4.0	-1.5	0.0	1.0	1.0	2.0	8.5
84～89 歲	-22.1	-20.0	-13.7	-5.0	0.0	0.0	2.0	2.8	3.0	5.6
90 歲以上	-20.0	-20.0	-18.7	-17.3	-9.6	-6.0	-3.3	0.0	0.0	3.8

 65 歲以上女性　坐姿體前彎測試現況表（單位：公分）

年齡層＼5分等級	不好		稍差		普通		尚好		很好	
65～69 歲	-6.0	-1.0	1.0	3.0	5.0	6.0	9.0	11.0	12.0	22.0
70～74 歲	-11.1	-4.2	1.0	2.0	1.0	5.0	8.0	10.0	11.0	19.0
75～79 歲	-9.6	-4.6	0.7	2.0	3.0	4.0	6.0	8.0	1.0	18.6
80～84 歲	-15.9	-12.0	-5.0	0.0	1.0	2.0	3.0	4.0	5.0	16.0
84～89 歲	-21.7	-16.4	-7.7	-4.0	0.0	0.0	1.0	1.0	1.8	13.6
90 歲以上	-17.0	-7.1	-4.0	-3.1	0.0	0.5	1.4	2.0	2.1	13.4

第二章　身體　四大能力指標

第三章
設計運動的參考值

　　如果你來到醫院的復健治療室，一定會見到物理治療師正在指導或協助病人復健。而為病人安排最適運動計畫，也是物理治療師的重要工作之一，「RM」（最大重複次數）、RPE（自覺用力分數），就是他們設計運動量的參考指標，也是接下來您在決定自己的運動處方時，會一直用到的。

1. 自覺用力分數表

　　「自覺用力分數（RPE, Rating of Perceived Exertion）」（全書的運動處方皆以 RPE 代表）。「自覺用力分數（RPE）」是一種主觀的「感覺盡力」的程度，是復健科的物理治療師臨床用來衡量運動當下的強度等級。

　　「自覺用力分數表（RPE）」，是 1970 年代瑞典心理學家博格（Gunnar Borg）發展出來的，所以又稱為**博格量表（Borg scale）**。研究顯示，「自覺用力分數」乘以 10 的數字，相當於運動當時的心跳，例如：自覺用力分數為 12 時，每分鐘的心跳數常接近 $12 \times 10 = 120$ 下，也通常是「感覺有些吃力」的狀態，所以這時的運動強度屬於「中等強度」。

　　物理治療師會拿著一張大大的 RPE 表（自覺用力分數表），請問病人目前感覺的費力程度是幾分？並記錄下來，與前次對

照，然後設定下一階段的運動目標。

　　過去一般民眾在運動時不會有監測心跳（心率）的工具，就可以用 RPE 表的數字。當然，現在許多智慧型手機或健康手環設有監測心率的軟體，就可以更精確了解運動當下的強度狀態。但 RPE 還是很好用的運動參考值。

RPE 自覺用力分數表

一般認為 6 ～ 9 分屬於較低強度

10 ～ 11 是低強度：**可當作暖身時的強度**

12 ～ 13 是中等強度：**有氧運動或伸展運動時建議的強度區間**

14 以上是高強度及超高強度：**適合部分肌力強化的訓練，但是需要評估風險後再執行**

　　舉例來說：有一天，動畫裡《我們這一家》的花媽決心甩肉，要甩掉兩手上臂的「蝴蝶袖」，把兒子之前買的 5 公斤啞鈴拿來舉，發現她舉得動。她做「肱二頭肌手臂屈舉」（詳見本書第 95 頁）的動作，做了 8 下，覺得自己的上臂二頭肌感覺到的費力程度是「RPE15 分」，等於「吃力」的程度，對她來說是做了「高強度或超高強度的運動」。

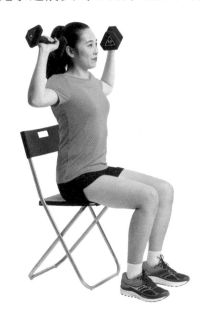

RPE（自覺用力分數表）

6		較低強度		
7	非常非常輕鬆			
8				
9	非常輕鬆	低強度		
10				
11	輕鬆	中等強度		
12				
13	有些吃力			
14				
15	吃力	高強度		
16				
17	非常吃力	超高強度		
18				
19	非常非常吃力			
20				

2.最大重複次數
（ RM, Repetition of Maximum ）

「最大重複次數（RM）」，是在進行肌力訓練（或稱重量訓練）時需用到的參考值。

增加肌肉力量的訣竅，就是「挑戰」與「超越」，要訓練自己的肌耐力、肌肉力量或肌爆發力，就需要給「重量」，但重量

太輕，會沒有效果，太重，又可能造成傷害，這時，就是要知道自己的可承受重量範圍，以及最大重複次數（RM）。

以 50 歲的朱姊為例，進入更年期，她懷疑自己有肌少症，因為她的腿愈來愈細。年輕時追求腿愈細愈好，現在卻怕了。到復健科報到，物理治療師建議她好好訓練大腿肌力。

至於怎麼找出最適合她的訓練重量呢？治療師先拿 5 公斤的沙包讓她試，看可以連續踢幾下。朱姊一次可以踢 16 下，也就是 16RM。如果她踢的次數在 6 ～ 12 下之間（6 ～ 12RM），表示 5 公斤是適合她下肢訓練的重量。但她可以踢 16RM，超過 12，這樣表示 5 公斤對她太輕鬆，沒有達到訓練力量的效果。物理治療師通常以 2 公斤為增加範圍，請朱姊休息 5 分鐘後，用 7 公斤的重量再踢看看，結果最多 12 下，她踢不動了。7 公斤重量就是最適合朱姊平日練習的最佳重量。

物理治療師安排**肌力訓練的原則**，是「**做一天、休息一天**」，每次以 **8 ～ 12 下、2 ～ 4 回合的訓練組合**，這是最安全的。覺得還有餘力，再逐漸增加重量或組數。

3. 利用 RM 設定最佳運動訓練策略的步驟

⑴ 設定訓練目標

先決定目標是要訓練肌耐力或是肌肉力量。不建議自行訓練「肌爆發力」，因為運動強度屬於高或超高，建議有專業人士在旁指導為佳。

113

TIP 訓練目標	最大重複次數（RM）
肌耐力	15RM 以上（可連續做超過 15 次）
增加肌肉 （例如：小腿圍）	6 ～ 12RM（最多完成 6 ～ 12 次）
最大肌力（肌爆發力）	1 ～ 5RM（最多完成 5 次）

(2) 找出最佳訓練公斤數

① 若是上半身訓練，可先挑選 2 ～ 3 公斤。下半身訓練，請先選重量 5 公斤的工具。

② 在身體姿勢保持中心點的前提下執行訓練動作，若是動作可以超過 12 下，並且覺得尚有餘力繼續，表示使用的重量可以往上增加。**反之，當動作執行次數低於 5 下就乏力、痠痛到無法再繼續動作，或是身體重心開始不穩，都表示訓練重量需要往下減。**

● **增加重量原則**：測試一次後，需休息 1 ～ 2 分鐘再檢測。同一天測試，至多增加三回重量，以免肌肉受傷。

訓練重量增加表

運動者的狀態	訓練動作的身體部位	增加的估計值
短小瘦弱、 較少訓練者	上半身	1 ～ 2 公斤
	下半身	2 ～ 4 公斤
高大強壯、 較常訓練者	上半身	2 ～ 4 公斤以上
	下半身	4 ～ 7 公斤以上

※ 參考資料：第四版《肌力與體能訓練》，是美國國家肌力與體能協會（NSCA）專為肌力與體能專業者及學生策畫出版的基礎書籍。

- **減少重量原則：**以 0.5 公斤為原則，慢慢調降至目標 RM。

⑶ 增加訓練重量的「22 法則」

2 次訓練時間都發現可執行的 RM 超過目標值 2 下，表示可以再增加訓練重量。

- **範例**

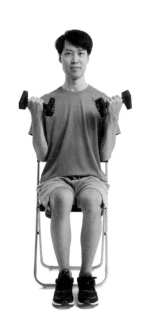

平時「沒有運動習慣」的大華，想訓練手臂二頭肌的肌肉，讓自己看起來很強健。

一開始手持 3 公斤執行二頭肌屈曲可以做到 16 下，表示大華的二頭肌屈曲 16RM 就是 3 公斤。因為訓練目標是「增加肌肉」，參考「訓練重量增加表」，大華先增加 1 公斤重量，用 4 公斤來執行二頭肌屈曲可執行 12 次，表示他用 4 公斤可執行 12RM，符合「RM 表」中「增加肌肉」的訓練標準（6 ～ 14RM）。也就是說，4 公斤重量是大華執行二頭肌屈曲的最佳訓練重量。

經一段時間的訓練，大華發現兩次的訓練使用 4 公斤重量在二頭肌屈曲都可以執行到 16 下，超過之前的 12 下。也就是說，他已經達成肌肉力量的訓練目標，如果還要練肌肉，就要往上增加重量，肌肉力量才會超越原有的狀態。

範例：四大能力指標的運動設計

項目	肌力 / 肌耐力	心肺耐力	動作神經控制能力	柔軟度
頻率	每週 2～3 次	每週 3～5 次	每週 2～3 次	每週 2～3 次，每天執行效果較佳
強度	肌力：5～10RM 肌耐力：15～20RM	RPE：11～13	（沒有強度的分別）	感覺緊緊地
時間	一分鐘執行 1 組動作 10～15 下，選 8～10 組動作（共執行 8～10 組不同動作）	20～60 分鐘，可搭配間歇休息 3～5 分鐘	20～30 分鐘	每個動作維持 10～30 秒
類型	機台式訓練（腿部伸張機等）重量訓練（上下肢）	走路、腳踏車、游泳等	包含平衡、敏捷、協調的運動，如：太極、瑜伽、皮拉提斯、有氧體操等	運動前動態伸展，運動後靜態伸展

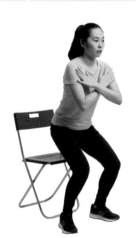
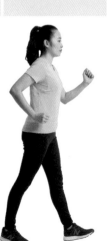
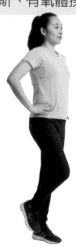
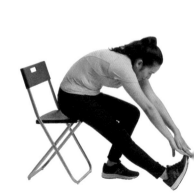

運動案例②
高血壓、肥胖、肌少症

姓名：江先生　　年齡：近 70 歲　　職業：退休公務員

病症：高血壓、體重過重、退化性關節炎曾經開刀，膝蓋疼痛

　　公務員退休的江爸今年邁入 70 歲，年輕時因為工作忙碌，也沒有養成運動習慣，結婚後體重直線上升。而且工作性質是文書工作，活動量少，且大部分時間都坐在椅子上，漸漸地肚子愈來愈大，變成中廣型身材，必須買特大號腰圍的褲子，否則都穿不下。

　　50 歲那年因為發現常常覺得頭痛、頭暈，看醫生才發現血壓飆到 200 ／ 100mmHg，醫生警告江爸一定要好好控制血壓，否則容易中風或心肌梗塞，建議除了飲食要忌口，也要養成運動習慣。於是江爸開始每天晚餐後跟太太一起散步 30 分鐘，一段時間後血壓慢慢的降下來，平時血壓都維持在 130 ／ 80mmHg。

　　三年前開始，江爸覺得膝蓋痠軟，有時會突然沒力、軟腳，好幾次差點跌倒，而且右腳膝蓋愈來愈痛，稍為走動就痛到受不了，於是到骨科接受檢查，醫生說是退化性關節炎，建議開刀，去年江爸接受了手術，術後恢復良好，醫生建議他還是要運動，但是左邊膝蓋也開始痛了起來，因此不敢走動太久，除了走路，其他的運動都不敢做，就怕膝蓋退化更快。漸漸地，江爸體重又開始變重，血壓也升高，太太很擔心他的情況，但是也不知道要怎麼幫他。

● 物理治療師這麼說————

近年來發現骨關節的磨損有一部分原因是身體的肌肉量過少，撐不起體重，導致關節軟骨需要承受過多壓力，隨著年紀漸長，發炎反應開始頻繁出現。

關節退化的急性期，江爸避開會磨損關節的活動是正確的。譬如，蹲及上下樓梯都要避免，因為蹲姿時，膝蓋需要承受六倍體重，上下樓梯則需要承受 3 ～ 4 倍體重。紅腫痛的關節，可以使用冰敷袋外包毛巾的方式來減緩不適感，或是進行局部的冷療按摩，一次時間最多 15 分鐘。

對江爸這樣的狀況來說，當症狀緩解，紅腫痛程度不再增加時，就要開始進行低強度運動，例如不負重或部分負重的肌肉力量訓練。絕對不能什麼事都不做，而是在能力內進行肌耐力與肌肉力量訓練。

適合運動：躺姿下進行兩側下肢肌力訓練
運動時間：一回 10 下，總共 3 次，兩次訓練中間休息 1 分鐘再進行下一循環。
運動強度：RPE：13 ～ 15
運動頻率：一週 3 次

適合運動：坐姿下進行原地腳踏車
運動時間：20 分鐘
運動強度：RPE：11 ～ 13
運動頻率：一週 3 次

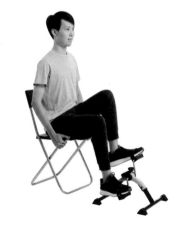

第四章
運動的類型選擇

1.依能量消耗方式：可分為有氧運動與無氧運動

　　身體攝取營養，消化脂肪、碳水化合物、蛋白質來產生能量，而不同種類的運動會運用特定的能量系統。對於專業的治療師，為病人設計運動菜單時，會將能量系統的消耗列入考慮。

　　人體的肌肉細胞中有三大基本能量系統：**磷酸系統、乳酸系統、有氧系統**，不管運用到什麼能量系統，目標是產出**三磷酸腺苷**（ATP, adenosine triphosphate）。三磷酸腺苷（ATP）是任何肌肉收縮所涉及的生化反應都必需的。活動的強度和持續時間決定了哪些食物被分解，以及哪個能量系統占主導地位，而且每項活動都會運用到這三種能量系統供應，只是比例不同。

　　自我評估後若發現四大條件（*肌力、心肺耐力、動作神經控制、柔軟度*）有不足，可依照特定運動訓練來強化進步。

　　無氧運動主要是依靠磷酸及乳酸系統來提供能量，所以執行的運動在兩分鐘內要休息，然後再進行下一組動作。無氧運動可以最大化使用肌纖維，幫助增加力量，例如：重量訓練、100 公尺短跑。

無氧運動
（重量訓練）

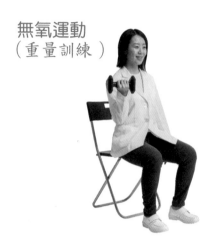

有氧運動
（走路）

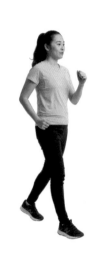

　　而**有氧運動則是難度適中，可以長時間進行的動作，可以訓練到心肺耐力。**所以，對於一般人，我們主要是建議進行有氧運動，例如：走路，就是有效又方便的運動方式。運動中配合「呼吸調節法」來減緩喘的感覺，進而延長運動時間，也是推薦的方式之一，也非常適合腎友們。

能量消耗系統類別		活動持續時間	形成 ATP 成分	訓練好處	運動範例
無氧系統	磷酸系統	10 秒內	肌肉內磷酸肌酸	增加肌力 爆發力 骨骼密度	瞬間爆發力運動，如：跳高、投擲。
	乳酸系統	90 秒上下	碳水化合物		短時間衝刺型態運動，如：400 米短跑。
有氧系統		很久	碳水化合物 脂肪 蛋白質	增加肌肉使用氧氣能力 增加紅血球數量 減少心臟負荷 提升肺部換氣能力	多數活動及運動屬於有氧系統，如：馬拉松、自行車、長泳。

2.依肌力、有氧、平衡、柔軟度設計運動

除了依能量消耗方式，也可以依照美國運動醫學會的建議來設計運動。

美國運動醫學會分類可分為肌力（阻力）運動、有氧（心肺適能）運動、平衡運動、柔軟度（伸展）運動。根據目的設計不同頻率、劑量及運動強度的運動處方。

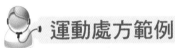 運動處方範例

類型	肌力 （阻力）運動	有氧 （心肺適能）運動	平衡運動	柔軟度 （伸展）運動
目的	強化肌力、肌耐力	加強心肺適能	強化肌肉神經協調能力	加強肌肉延展度
頻率	• 2～3天 • 2次訓練建議間隔一天	• 5天／週中等強度或 • 3天／週高強度	2～3天／週	2～3天／週或運動前後
劑量	• 8～10組肌肉 • 2～4組 • 每組中間休息1～2分鐘	• 30分鐘／次（中等強度） • 20分鐘／次（高強度）	20～30分鐘／次	2～4次／延展10～30秒
強度	8～12 RM公斤數或 RPE：15～17	RPE：12～14	RPE：15～16	RPE：8～12

第五章
腎病階段與運動強化重點

　　運動處方的使用原則：**一開始建議從低至中強度訓練開始，按照容忍度慢慢增加運動時間。而有接受腎臟移植的個案可以在術後 8 天後開始運動訓練。**

1. 尋找適合運動類型 2 步驟

　　評估適合的運動等級及方式，有 2 個步驟：

(1) 可持續執行 10 分鐘活動，屬於「代謝當量 1 ～ 6」哪個等級？

1METs 坐姿活動	2METs 散步等輕鬆活動
3METs 逛街等較長步行	4METs 目的性完成一件略費力的活動
5METs 慢跑等費力事情	6METs 球類型競技性運動

　　在復健醫學領域，身體活動強度等級的難易，可用 1 ～ 6 等級的「代謝當量（ MET, Metabolic Equivalent of Task ）」來區分。等級 6，就是目前的體能還能從事競技性運動，包括打籃球、網球、羽球等等。**代謝當量的等級屬於 5 ～ 6 的人，只要確保持續十分鐘以上，身體沒有異常症狀，就持續維持這樣的運動習慣即可。**

　　如果等級在 2 ～ 4，可依步驟 2 來選擇適合的運動與強化訓練。如果連散步 10 分鐘都覺得累，只能從事坐姿活動，表示代謝當量等級很低。建議到醫院的復健科或地方的物理治療診所，詢求專業的復健運動建議。

腎病階段 \ 強化重點	耐力	肌力	平衡	柔軟度	可獲得的好處
1. 腎絲球腎炎、腎病症候群或腎炎症候群：症狀穩定時建議導入輕到中等強度運動	●●	●	●	●	● 穩定情緒 ● 增加生活品質 ● 預防因免疫調節藥物所造成的骨質疏鬆 ● 減少因藥物造成的肥胖
2. 慢性腎臟病但未達透析程度：輕到中等強度之運動	●●	●●	●	●	● 有機會減緩腎臟功能惡化 ● 增強心血管功能 ● 增加生活品質 ● 改善疲憊程度和穩定情緒
3. 已進入透析的腎臟病患者：輕到中等強度之運動，適當評估後可導入高強度之運動	●●	●●	●●	●	● 改善衰弱，減少跌倒 ● 增加存活率及生活品質 ● 減緩透析中之不適 ● 穩定情緒 ● 改善貧血和肌少症
4. 接受腎臟移植後的病人：輕到中等強度之運動，適當評估後可導入高強度之運動	●●	●●	●●	●●	● 減少因藥物造成的肥胖和骨質疏鬆 ● 減少再住院風險和住院時間 ● 增加存活率 ● 增加生活品質和穩定情緒

●：重要　　●●：非常重要

(2) 評估四種症狀，找相應的訓練運動

　　如果在進行十分鐘以上的活動或運動有一些狀況，我們先來釐清是屬於四大症狀的哪一類。可以自行評估。

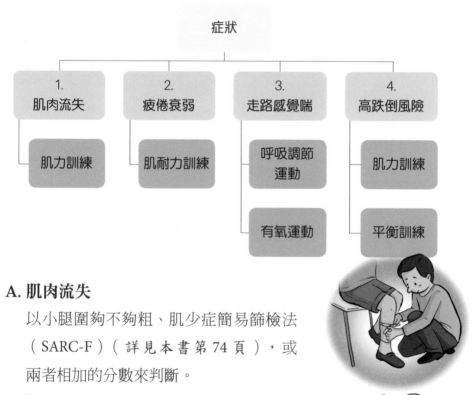

A. 肌肉流失

以小腿圍夠不夠粗、肌少症簡易篩檢法（SARC-F）（詳見本書第 74 頁），或兩者相加的分數來判斷。

① 小腿圍是量小腿肚最胖的那一圈，如果女性的小腿圍不到 32 公分，男性不到 34 公分，就有「肌肉流失」的症狀。

② 「肌少症簡易篩檢法（SARC-F）」總分大於 4 分，就有「肌肉流失」症狀。

③ 「肌少症簡易篩檢法（SARC-F）」總分，加上小腿圍分數（**女**

性小於 33 公分、男性小於 34 公分，就加 10 分），超過 11 分，就有「肌肉流失」症狀。

→有肌肉流失症狀的人，建議從事「肌力訓練」。

B.疲倦衰弱

衰弱指標的分數 > 3，就有「疲倦衰弱」症狀

衰弱指標	題 目
體質流失	過去 1 年中，在沒有刻意改變生活習慣和飲食習慣，體重的改變狀況？ ※ 體重減少 3 公斤或體重減少 5 公斤以上者→得 1 份
疲累	就上一週而言，有 3 天以上時間，您無法提起精神從事日常活動？ ※ 回答者→得 1 分
握力評估	慣用手握力最大值低於參考值→得 1 分
步行速度	步行 10 公尺速度大於參考秒數→得 1 分
身體活動量	男性每週 < 685 仟卡，女性每週 < 420 仟卡→得 1 分

→有疲倦衰弱症狀的人，建議從事「肌耐力訓練」

C.走路感覺喘

活動中止的原因，多是因為呼吸喘感不適。「自覺呼吸困難指數」3 分以上，連走路都感覺喘的話，就要注意這個症狀。

→走路會喘的人，建議進行「呼吸調節」（詳見第 164 頁）與「有氧運動」。

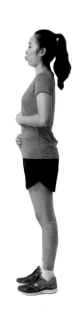

自覺呼吸困難指數

0 分	完全不喘
0.5 分	非常非常輕微的喘
1 分	非常輕微的喘
2 分	輕度喘
3 分	中度喘
4 分	略嚴重喘
5 分	嚴重喘
6～8 分	非常的嚴重喘
9 分	非常非常嚴重喘
10 分	極度呼吸困難

D. 跌倒風險高

運用「簡單版身體功能量表」（詳見第 128 頁），用平衡、走路 4 公尺、5 次坐站來計分，三項的計分加總，小於 8 分的話，就算有「**跌倒風險**」症狀。

→跌倒風險高的人，建議進行「**肌力訓練**」（詳見第 141 頁）與「**平衡訓練**」（詳見第 157 頁）。

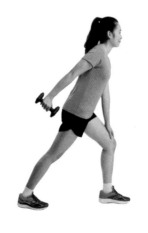

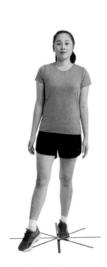

運動，預防肌少症

　　有肌少症、衰弱，或是活動量低、都不運動的腎友，研究顯示這會增加死亡的風險。而增加運動量，無論是阻力型運動（肌力訓練）或有氧運動，都有助於增加慢性腎病及洗腎患者的肌力及肌肉量，改善肌少症的情形。美國運動醫學會指南建議無論是慢性腎病病友或透析腎友：

① 每次進行 20 ～ 60 分鐘的有氧運動，一週 3 ～ 5 次騎固定式腳踏車、慢跑、游泳、快走、爬樓梯等。

② 一週 2 ～ 3 天的阻力型運動。

　　舉啞鈴、槓鈴、固定式訓練機（如：跑步機、飛輪）等負重訓練，每一組訓練重量能做最多約 7 ～ 8 下或最少能做 10 ～ 15 下（請務必注意安全，不清楚可請教物理治療師或是具相關經驗的運動教練）。

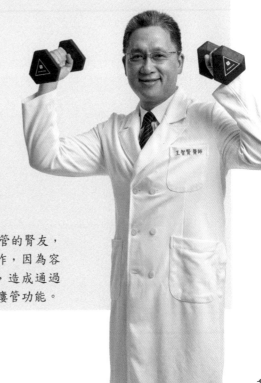

　　沒有運動習慣的腎友，剛開始可嘗試簡單的運動動作，如：扶牆挺身、雙膝跪在墊子上做跪地挺身、拉單槓，無論是有氧運動或肌力訓練都可以，一週至少三次，每天運動量至少 30 分鐘為目標，日後再增加運動次數及強度。

※ 提醒：手上已手術建立動靜脈瘻管的腎友，不宜進行支撐性或拉單槓的動作，因為容易過度拉扯肌肉導致壓迫血管，造成通過血管瘻管的血流減少，影響血管瘻管功能。

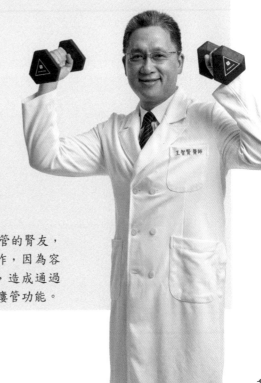

第五章

腎病階段

與運動強化重點

127

簡單版身體功能量表

平衡測試

- 兩腳併攏站好不動,看時間多久,若支撐低於 10 秒,得 0 分,直接進行走路測試
- 支撐超過 10 秒先得到 1 分,進入第二個平衡測試
- 第二個平衡測試
  腳尖對另一腳中間站立,低於 10 秒得 0 分,直接進入走路測試;超過 10 秒再得 1 分,進入第三個平衡測試
- 第三個平衡測試
  腳跟對腳尖站立,支撐小於 3 秒得 0 分,3 ～ 9.99 秒再得 1 分,10 秒以上可以再得 2 分

走路 4 公尺速度

- < 4.82 秒　　得 4 分
- 4.82 ～ 6.2 秒　得 3 分
- 6.21 ～ 8.72 秒 得 2 分
- > 8.72 秒　　得 1 分
- 無法執行　　得 0 分

5 次坐站

- < 11.19 秒　　　得 4 分
- 11.2 ～ 13.69 秒　得 3 分
- 13.7 ～ 16.69 秒　得 2 分
- > 16.7 秒　　　得 1 分
- > 60 秒或 無法執行 得 0 分

除了用「症狀」來找適合的運動類型,也可以依「使用能力」來區分需要進行的運動類型:

使用能力	失能	衰弱	初階衰弱	預防性
狀態	需他人照護	靜態坐姿居多,但可短距離活動	外出需他人陪伴	可自行外出購物
適合運動類型	● 被動運動 ● 躺姿運動	● 躺姿運動 ● 坐姿運動	● 坐姿運動 ● 站姿運動	● 站姿運動

part5

慢性腎臟病
日常生活的運動訓練

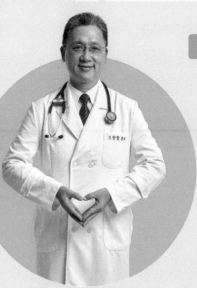

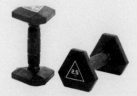

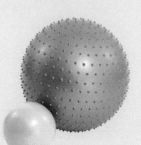

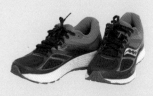

第一章
運動不受傷的定律＆挑雙好鞋不踩雷

運動，是一種生活的態度，是一種追求健康的模式，如何讓這種生活模式持之以恆，取決於執行的便利性。

我們推薦「六項日常生活訓練」——步行、登階、上下肢肌力、平衡、柔軟度訓練、呼吸調節；所使用的設備取得容易，訓練內容也是物理治療師在臨床上常推薦給腎友的訓練方式。一週三天（以上），每天利用幾分鐘（以上）的空檔，運動到有點流汗，有訓練到，就是很好的健身訓練，對護腎顧腎產生幫助。

1.每次運動三階段：暖身、訓練、緩和

每次運動，大致要分為三個階段：**暖身階段、運動主訓練及緩和階段**。暖身期（或有人說「熱身」、「拉筋」）可使用動態伸展或大肢體慢速移動來延展肌群肌腱，避免運動訓練中發生傷害；運動訓練（如：快走）依照建議處方進行；最後第三階段藉由靜態伸展來減少乳酸產生的痠痛感，也就是運動員說的「收操」，緩和階段很重要，一定要做，才不會運動完隔天就身體痠痛。

2.運動的配備——挑好鞋

選擇一雙合適的運動鞋，可以大大降低運動疼痛，享受運動樂趣事半功倍。以下教您如何認識自己的腳型，並挑選適合的運動鞋。

(1) 了解自己的腳型

- **方法一**：把腳底板弄濕後，印在紙上，由腳印觀察自己的足弓。

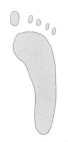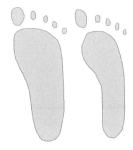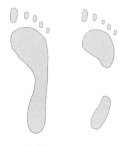

1. 正常足弓的腳印。　2. 扁平足的腳印。　3. 高腳弓的腳印。

- **方法二**：找一雙舊鞋，由鞋底磨損處來判斷自己的腳型。

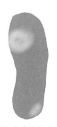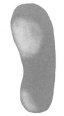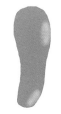

1. 正常磨損處約在對應第一與第二腳跟下方處與腳跟外側。

2. 腳板過度內翻，或是扁平足者，磨損處就會偏內側。

3. 腳板過度外翻，或是先天性高腳弓者，磨損處就會偏外側。

　　結論：**扁平足者挑選鞋子的時候，要注意內側的支撐性**，但是試穿鞋子的時候依舊要以穩定支撐的感覺程度為主，不要故意過度局部頂住腳弓反而不舒服；**高腳弓者記得挑選吸震功能強的運動鞋或是休閒鞋**；其他試穿注意的要點都大致相同。

(2) 認識鞋子的結構

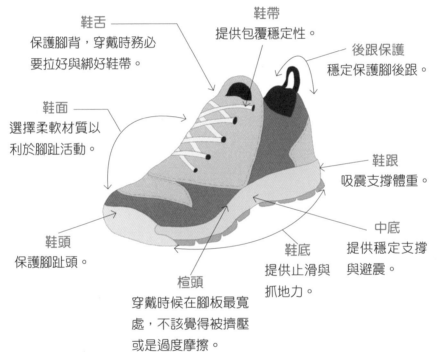

鞋舌
保護腳背，穿戴時務必要拉好與綁好鞋帶。

鞋帶
提供包覆穩定性。

後跟保護
穩定保護腳後跟。

鞋面
選擇柔軟材質以利於腳趾活動。

鞋跟
吸震支撐體重。

鞋頭
保護腳趾頭。

楦頭
穿戴時候在腳板最寬處，不該覺得被擠壓或是過度摩擦。

鞋底
提供止滑與抓地力。

中底
提供穩定支撐與避震。

(3) 挑鞋的 6 大秘訣

● **買新鞋最佳時間：**下午或是傍晚的時刻，腳最腫脹，試穿新鞋尺寸是最準確的。

● **買新鞋要帶襪子：**選購新鞋子時會擔憂，穿襪子之

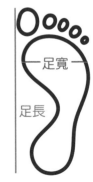

足寬

足長

後的腳部舒適度是否合宜，所以建議試穿新鞋子也要準備自己運動時候要穿的襪子款式，這樣試穿最準確。

- **一定要試穿新鞋**：特別注意楦頭的地方是否太窄磨腳？站立時，要能舒服包覆腳掌最寬的地方，感覺腳趾頭都可以隨意地活動，不會緊繃，千萬不要因為喜歡特定的鞋款而故意選購大1號尺寸！

- **腳跟頂住鞋跟**：此時最長的腳趾前端應要有 1 ～ 1.5 公分的長度空間，可以捏看看檢查。多走幾步感受鞋底抓地力是否穩固，感受是否有哪個地方（包含足部、膝蓋等）隱約疼痛。

- **挑選有鞋帶的鞋子**：鞋帶與鞋舌可以保護穩定足部，加上後跟護套可以減少腳踝扭傷。

- **檢查新鞋折痕處**：一手抓住鞋尖處一手抓住腳跟處往中間折，檢查折痕處應為腳趾與腳掌交界線，大約是前方的四分之一處。如果折痕出現在中間，表示中底與鞋底過軟，就無法維持保護足弓，容易足底筋膜拉傷。

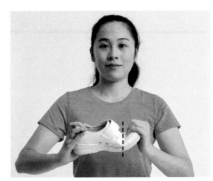

▲ 新鞋折痕在前方 1/4 處，可避免足筋膜拉傷。

⑷ 如果您要挑選一雙走路鞋或是休閒鞋

- 中底落差處的挑高處不需挑高。

- 後跟不需要過多的吸震。

- 記得試穿時要多走走。

(5) 如果您要挑選一雙慢跑鞋

　　氣墊鞋可以減少膝蓋關節與脊椎的衝擊受力，中底落差處（shoes drop）的挑高提供前傾角度，使前進更省力。

　　慢跑鞋通常利於前進方向，但是在側邊移動的保護會比較不足，所以不適合用來當作打球的球鞋；球鞋可能更需要左右移動的穩定抓地與支撐。記得試穿時稍微模擬跑一下。

(6) 保護足部的注意事項

- 當您的腳腫起來的時候，盡量選擇軟皮面、厚膠底，可以綁鞋帶調整，或是魔鬼氈的鞋子（如運動涼鞋），選擇棉質的厚襪子，也有助於保護足部。

- 有變形或潰瘍傷口，則需要量腳型，訂製特製的鞋墊及鞋子。

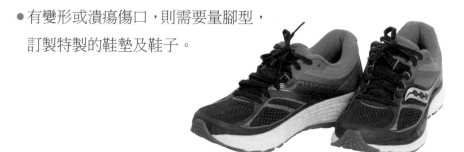

第二章
步行訓練

　　步行訓練，其實就是走路，是一種有氧運動。但不要用「散步」的，要有點「快走」，快走可以活動到人體最大的臀大肌及全身肌肉，是最簡單又最有效能的訓練方式之一。

　　提醒腎友，在運動訓練時，大致都分三個階段：暖身、訓練、緩和。一開始的暖身運動和結束收尾的緩和運動，時間大概 5 ～ 10 分鐘。

工具｜舒適鞋具

訣竅｜正確的快走姿勢可充分活用全身肌肉，避免傷害。

分解動作	STEP1. 視線直視前方，頸部勿過度後仰或前傾，保持直立。雙手輕握，手肘微微彎曲。	STEP2. 行進間上臂自然擺動，像鐘擺一樣，保持核心肌肉（腰背處）收縮。	STEP3. 移動腳盡量大步，落地時腳跟穩健的踩在地面上，切勿出現足部撞擊地面感，腳底反而會受傷。
	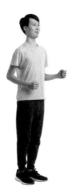	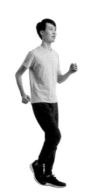	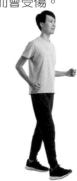

1. 一般漸進式步行

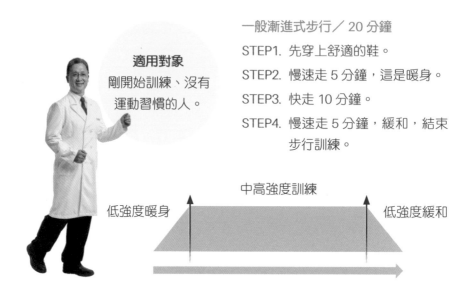

適用對象
剛開始訓練、沒有運動習慣的人。

一般漸進式步行／ 20 分鐘
STEP1. 先穿上舒適的鞋。
STEP2. 慢速走 5 分鐘，這是暖身。
STEP3. 快走 10 分鐘。
STEP4. 慢速走 5 分鐘，緩和，結束步行訓練。

中高強度訓練

低強度暖身　　　　　　　　　　　　低強度緩和

2. 高強度間歇有氧步行

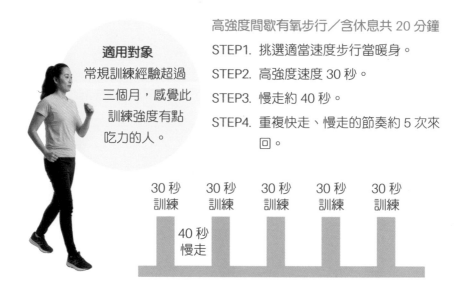

適用對象
常規訓練經驗超過三個月，感覺此訓練強度有點吃力的人。

高強度間歇有氧步行／含休息共 20 分鐘
STEP1. 挑選適當速度步行當暖身。
STEP2. 高強度速度 30 秒。
STEP3. 慢走約 40 秒。
STEP4. 重複快走、慢走的節奏約 5 次來回。

30 秒
訓練　　30 秒
　　　　訓練　　30 秒
　　　　　　　　訓練　　30 秒
　　　　　　　　　　　　訓練　　30 秒
　　　　　　　　　　　　　　　　訓練

40 秒
慢走

3.步行運動範例

　　若腎友年紀在 65 歲以下，身體也沒有顯著的其他問題，步行（快走）的範例：

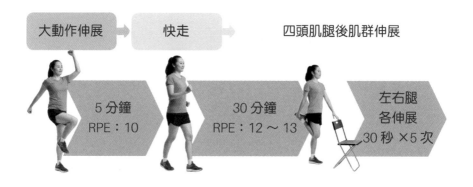

　　訓練期行走的強度，一定要到達有點喘、冒汗，但是還可以說話的強度。散步，不宜太慢，因為這階段是最能儲存本錢的時間點，錯過不再來。

　　不常運動的腎友，「伸展動作」務必要確實執行，這是一種「肌力訓練」。譬如，訓練從坐姿到站的大腿四頭肌的力氣。可以先試試，從坐著到站起來，重複 20 次，若是可以輕鬆完成，代表目前驅動這個動作的肌群功能良好。但還是可以持續訓練，建議可以手上拿重物，再執行同樣動作，給予肌肉挑戰。手上的重物可以是啞鈴，也可以拿保特瓶裝水。

> **TIP**
> 慢性腎臟病第 4、5 期的腎友，開始感覺到身體有朝向虛弱發展的變化，因為紅血球不足會使身體交換氧氣的效率下降，腎臟功能下降，體內毒素相對增加，亦會產生許多異常症狀，譬如水腫、喘及疲憊。
>
> 　　這時候的運動重點，應該放在增加身體各器官利用氧氣的能力，以有氧運動為主。

第三章
登階訓練

有負重登階和有氧登階兩種選擇。

1.負重登階

運動益處｜訓練下肢股四頭肌、臀大肌，
提升肌肉爆發力、軀幹平衡穩定
以及全身協調。

健身用品｜登階箱（平衡穩定性高的板凳、
家裡的地板到樓梯第一層）、啞鈴（或
水瓶、保特瓶裝水等道具）。

肌肉位置
臀大肌

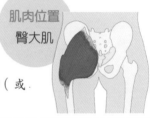

分解動作	STEP1.	STEP2.	STEP3.
	雙手手持啞鈴垂放身體兩側，右腳置於登階箱上。	左腳膝蓋向前抬高，踩上登階箱且右手、左腳同時上擺到身體維持單腳站姿，感覺右臀肌收縮。	回到起始姿勢。上階、下階算一次，建議進行 10 次 3 ～ 4 組，或是到有點微喘或腳痠就先停下來。

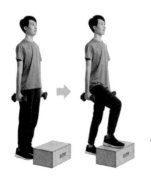

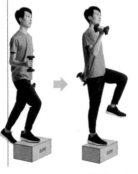

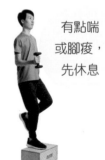

有點喘
或腳痠，
先休息

健身運動小提醒：
單腳站立不穩時，可手扶椅子輔助平衡。

2. 有氧登階

運動益處｜大腿有人體最大的肌群，登階訓練可強化肌肉產生能量的速度，增加心肺耐力。

健身用品｜單階樓梯高度，使用節拍器 APP。

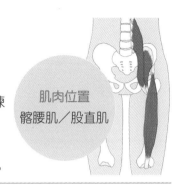

肌肉位置
髂腰肌／股直肌

分解動作

STEP1.
設定節拍器速度，自覺用力分數（RPE）：輕鬆到稍微困難。

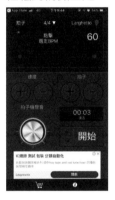

STEP2.
動作中可抱胸，保持身體姿勢挺直，避免軀幹過度搖晃。可扶穩定重物避免跌倒。

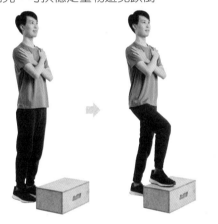

STEP3.
雙腳交替進行登階動作。

健身運動小提醒：
運動過程中配合呼吸調節運動，可增強表現。

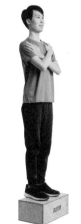

第四章
上下肢肌力訓練

　　我們教您幾招在家裡的小小空間就可以進行的肌力訓練，建議每天做一點，上肢、下肢都運動到，就可以避免或減少肌少症的現象喔。以下列出七種上肢訓練、六種下肢訓練動作，您可以依興趣和需要，分別練習。一步一步多做一點就好，不要躁進。

1. 上肢訓練

　　有七種動作選擇，每次運動可以至少一種動作，一次五個回合以上，到有一點點喘就停止。

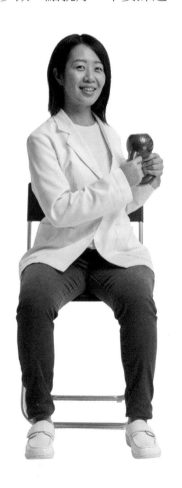

(1) 俯身臂後屈伸

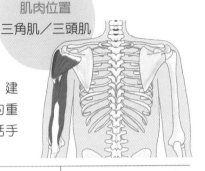

運動益處｜提供保護與穩定的肩膀動作。

健身用品｜訓練器（如水瓶或小啞鈴），建
　　　　　議強度是可以重複十次會累的重
　　　　　量，太輕沒有效果，太重的話手
　　　　　會受傷。

分解動作

STEP1.
站弓箭步，一手稍支
撐上半身，上半身挺
胸前傾，另一手握住
訓練器，手心朝向自
己。

STEP2.
手肘向後延伸，上臂
達到水平後維持，保
持手自然下垂。

STEP3.
手肘往後打直，速度
要穩定不要過快，再
慢慢回到起始姿勢。

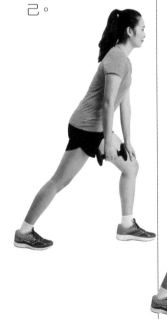

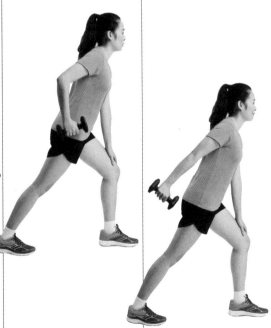

(2) 啞鈴肩推

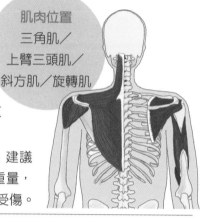

肌肉位置
三角肌／
上臂三頭肌／
斜方肌／旋轉肌

運動益處｜訓練肩膀三角肌、上臂三頭肌、斜方肌、旋轉肌，保護肩膀不容易受傷，更能改善肩頸緊繃與駝背姿勢。

健身用品｜訓練器（如水瓶或小啞鈴），建議強度是可以重複十次會累的重量，太輕沒有效果，太重的話手會受傷。

分解動作

STEP1.
採坐姿，可以坐在地上或是椅子上。身體坐正微挺胸，雙臂外展，與手肘維持 90 度，手掌面向前方握住訓練器。

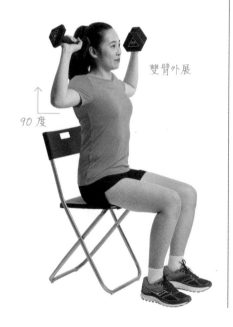

雙臂外展

90 度

STEP2.
手臂垂直向上，將訓練器互相靠近，直到手臂打直，速度要穩定不要過快，再慢慢回到起始姿勢。

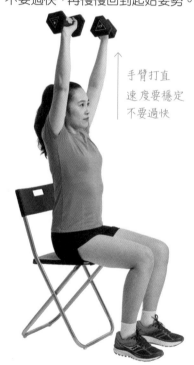

手臂打直
速度要穩定
不要過快

(3) 二頭肌彎曲

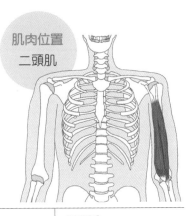

運動益處｜訓練上臂二頭肌，手臂更有力，
　　　　　搬重物也不怕。

健身用品｜訓練器（如水瓶或小啞鈴），
　　　　　建議強度是可以重複十次會累
　　　　　的重量，太輕沒有效果，太重
　　　　　的話手會受傷。

分解動作	STEP1. 取一張椅腳較穩的椅子坐下，身體坐正微挺胸，雙手舉啞鈴，手臂自然下垂在身體兩側，雙腳踩穩地面。	STEP2. 手心朝上握住啞鈴，往肩膀方向彎曲。	STEP3. 速度要穩定不要過快，再慢慢回到起始姿勢。

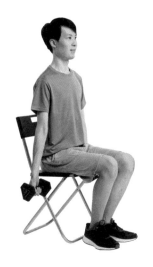

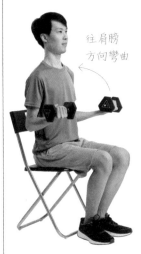

往肩膀
方向彎曲

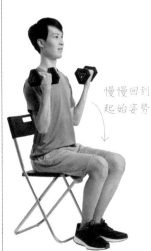

慢慢回到
起始姿勢

健身運動小提醒：
可單手動作完後，再換另一手訓練。

(4) 彈力帶划船

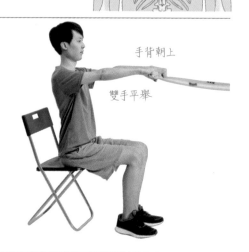

肌肉位置
斜方肌／菱形肌

運動益處｜訓練斜方肌、菱形肌，增加肩膀穩定，使日常生活中執行上肢動作時能輕鬆，且預防肩膀受傷。

健身用品｜彈力帶。

分解動作

STEP1.
身體站直或坐著，將彈力帶固定於前方約肩膀的高度，雙手向前平舉且手握彈力帶，手背朝上，拳眼（虎口處）相對。

手背朝上

雙手平舉

STEP2.
手肘向後帶動，將手臂彎曲直到手肘超過身體，並將掌心旋轉朝上，感覺兩側肩胛骨互相靠近，再慢慢回到起始姿勢。

將掌心旋轉朝上

手肘向後帶動 ←

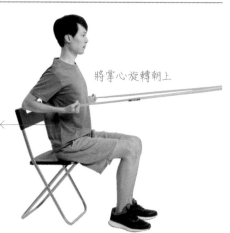

健身運動小提醒：
過程不憋氣，吐氣時用力，吸氣時回到起始位置，避免不聳肩且保持軀幹穩定。

⑸ 推牆穩定運動

運動益處｜強化上臂三頭肌、前鋸肌、
胸大肌與誘發背部肩胛肌群與
核心肌肉，使肩膀不易受傷，
改善肩頸緊繃。

健身用品｜不需要工具。

肌肉位置
前鋸肌

分解動作

STEP1.
面向牆壁站立，單手（或是雙手）
手肘伸直，手掌平貼牆壁（肩胛
骨內縮）。

STEP2.
用力推牆直到肩胛骨往外維持 10
秒。

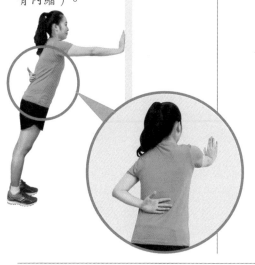

推

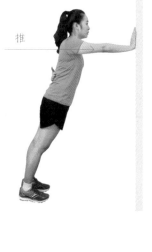

STEP3.
用力推牆維持 10 秒
且正常呼吸再放鬆。
若是覺得單純手掌
推牆太簡單或太無
聊，可以用一顆小
球作為推牆工具。

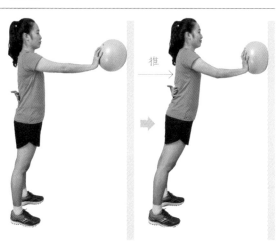

推

⑹ 靠牆推球（簡單版站著伏地挺身）

運動益處｜強化手臂及肩部肌肉，減少肩頸產生
　　　　疼痛，且因垂直施力於上肢骨頭，
　　　　有助於增加上肢骨質密度。

健身用品｜瑜伽球。

肌肉位置
胸肌／
前鋸肌

分解動作

STEP1.
兩腳與肩同寬，身體保持直立。

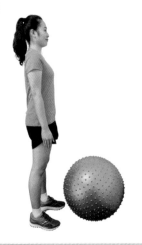

STEP2.
雙手抓起瑜伽球靠牆，手臂抬舉
90 度、手肘打直。

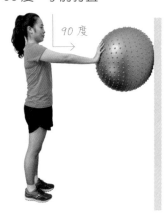

90 度

STEP3.
保持手肘伸直，整個身體向牆面
擠壓瑜伽球。出力時肚子收緊，
維持 5 秒後回休息姿勢。

整個身體向
牆面擠壓瑜
伽球

保持手肘伸直

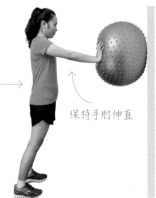

(7) 坐姿胸推

運動益處｜增加上臂與軀幹的連接，
　　　　　讓手臂支撐重物時不易受傷。

健身用品｜椅子、彈力帶。

肌肉位置
胸肌／
前鋸肌

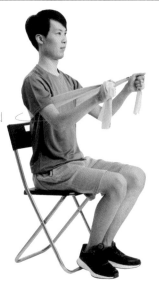

分解動作 STEP1.
坐姿，上身挺直，彈力帶繞過身
體後側，雙手抓握適當長度。

彈力帶繞過身體後側

STEP2.
先吐氣，同時雙手向前向內收，
像打拳的動作，速度要穩定不要
過快，再慢慢放，回到起始姿勢。

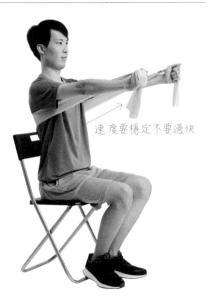

速度要穩定不要過快

2. 下肢訓練

　　有六種動作選擇，每次運動可以至少一種動作，一次五個回合以上，練習到有一點點喘就停止。

(1) 膝蓋踢直訓練

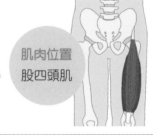

肌肉位置
股四頭肌

運動益處｜訓練股四頭肌，讓膝蓋有力氣，爬得更高，走得更遠。

健身用品｜穩定的椅子、彈力帶。

分解動作

STEP1.
坐著，身體保持直立，雙手支撐椅面周邊。

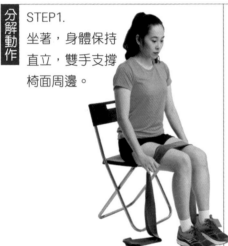

STEP2.
用彈力帶纏繞腳踝和腳底。

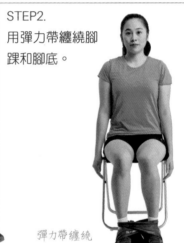

彈力帶纏繞

STEP3.
動作腳抵抗彈力帶，整隻腳抬向天花板出力，可以的話就平舉，太難就微抬也可以，維持 5 秒後回到起始姿勢。

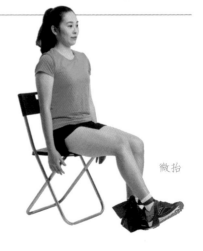

微抬

足部彈力帶綁法

STEP1.

雙手握緊兩端彈力帶，再將在雙腳壓在彈力帶上。

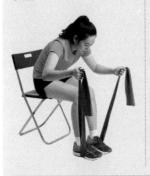

STEP2.

雙手握緊兩端彈力帶交錯位置。

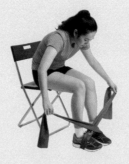

STEP3.

將彈力帶拉緊繞到雙腿後方。

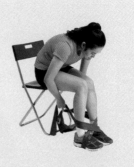

STEP4.

雙手握緊兩端彈力帶再交錯位置。

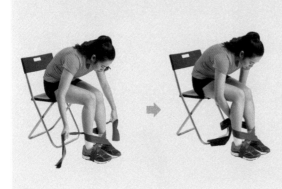

STEP5.

最後檢查蝴蝶結的鬆緊度合宜。

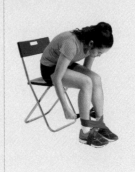

(2) 坐姿抬腿

運動益處 │ 可訓練到髖部五大肌肉縫匠肌、股直肌、闊筋膜張肌、髂肌，以及腰大肌。適當訓練寬屈肌群，遇到障礙物時可以迅速抬高避免被絆倒，讓走路更穩定，甚至快速。

健身用品 │ 穩定的椅子、彈力帶。

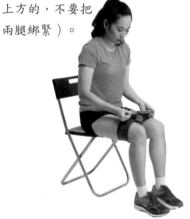

肌肉位置
髂腰肌／股直肌

STEP1.
採坐姿，身體保持直立，雙手支撐椅面周邊，兩腿平放在地面。

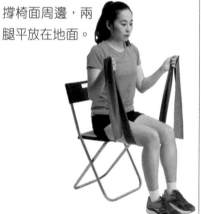

STEP2.
將彈力帶綁大腿的位置（在膝蓋上方的，不要把兩腿綁緊）。

STEP3.
動作腳抵抗彈力帶，向天花板出力抬腳，支撐 5 秒後，回到起始姿勢。

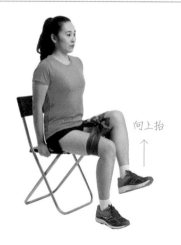

向上抬
↑

大腿部彈力帶綁法

STEP1.

將彈力帶取中間點，放在大腿上面，雙手並握緊兩端。

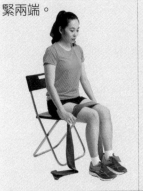

STEP2.

將彈力帶交錯纏繞大腿，並雙手握緊兩端彈力帶。

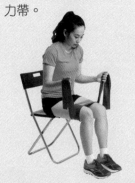

STEP3.

將彈力帶拉在大腿上面，在大腿上方打結。

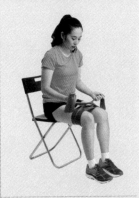

STEP4.

接著將彈力帶打蝴蝶結。

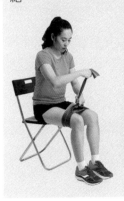

STEP5.

將彈力帶緊握，並做成蝴蝶結式打結。

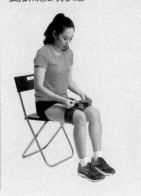

STEP6.

最後檢查蝴蝶結的鬆緊度合宜。

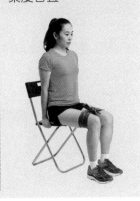

(3) 小腿推蹬

運動益處｜訓練小腿的腓腸肌與
比目魚肌，使行走向前跨步時，動
作更順暢，且踩在不同的地面環境
時，能更安全的適應。

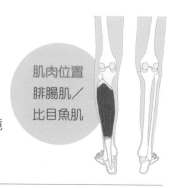

肌肉位置
腓腸肌／
比目魚肌

健身用品｜高度約 3～5 公分的小台階。

分解動作	STEP1.	STEP2.
	站在小台階前面，手握扶手，雙腳平踩在台階上，腳底騰空在邊緣（等於腳的底板有一半在台階上、一半在外面）。	像踮腳尖一樣的動作，蹬腳站起維持 5 秒，再慢慢將腳跟下放，回到起始姿勢。

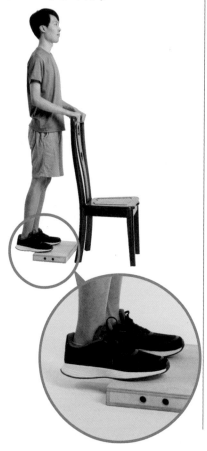

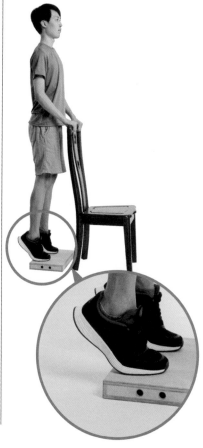

(4)（壺鈴）蹲舉

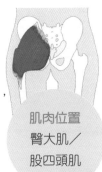

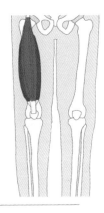

運動益處 | 訓練下肢的股四頭肌、臀大肌，使行走時更穩定，爬樓梯更有力。

健身用品 | 壺鈴或是任何有點重量的物品。

肌肉位置
臀大肌／
股四頭肌

分解動作

（這就是類似深蹲的動作，也會鍛練到核心肌群）

STEP1.
雙手持壺鈴，將壺鈴擺放至胸前，雙腳打開約與肩同寬，腳尖外開約 30 度。

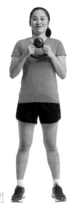

腳尖外開

STEP2.
想像要坐到椅子上，臀部向後帶動，身體下放且慢慢前傾。是臀部出力，不要只彎腰喔。

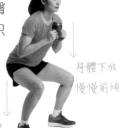

身體下放
慢慢前傾

臀部向後帶動

STEP3.
膝蓋朝腳尖的方向移動，直到大腿近乎達到水平。

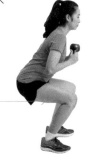

大腿近乎達到水平

STEP4.
維持身體穩定不偏移，向上回到起始姿勢。

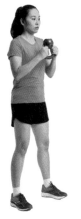

健身運動小提醒：
過程中感覺壺鈴重量落在雙腳之間，使壺鈴軌跡呈現垂直。

TIP

運動小幫手

壺鈴
體積小,有握把,方便抓握,適合雙側上肢的抬舉訓練。

啞鈴
有不同重量,適合單手訓練時操作。

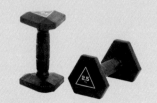

彈力帶
質量輕,不容易受地心引力影響而改變施力軌道,相較於壺鈴或啞鈴,更適合坐姿時訓練背部肌群。

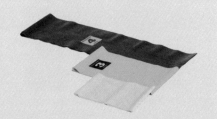

　　在挑選這三種訓練工具時,建議至現場試用,價位從百元到千元都有,原則上不是愈貴愈好,便宜又合用才是最佳選擇。重點是重量要適當。

　　挑選小技巧:以拿得起來但感覺略有重量的程度當作起始重量,嘗試反覆手肘彎曲舉、放算一次,次數若超過 12 次還覺得可以繼續,表示重量太輕。休息 2 分鐘後,挑選重一級的重量再試用看看,或是換手測試,直到找到約進行 12 次彎曲後,便感覺快沒力的重量,就是最適合的工具。

(5) 直立膝關節屈曲

運動益處｜訓練腿後肌，增進走路、跨步等
　　　　　動作的穩定與協調。

健身用品｜椅子、沙包。

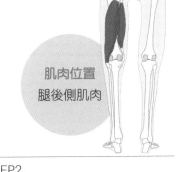

肌肉位置
腿後側肌肉

分解動作	STEP1. 身體直立，雙手扶著椅子，兩腳綁上沙包且併攏。	STEP2. 膝蓋向後彎曲，維持 5 秒，再慢慢將腳放下，回到起始姿勢。

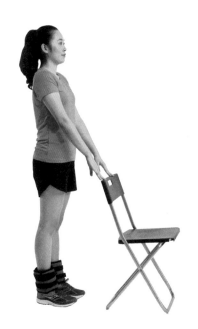

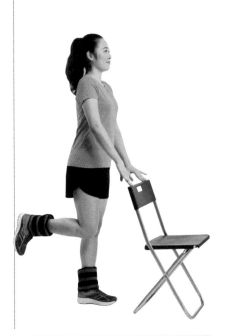

健身運動小提醒：

雙手微微扶著椅子，確保身體不往前傾，過程中軀幹穩定不晃動，且大腿兩側維持平行。

⑹ 弓箭步蹲舉

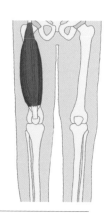

運動益處 | 訓練下肢的股四頭肌、
臀大肌，增進身體感覺以
及雙腳協調，對於拿重物
行走時能更得心應手。

肌肉位置
臀大肌／
股四頭肌

健身用品 | 啞鈴。

STEP1.
雙手拿著啞鈴，
雙腳打開與肩同
寬，手臂垂放身
體兩側。

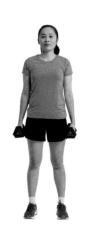

STEP2.
向後方跨出一步，
後腳膝蓋向下接
近地面，保持前腳
小腿與地面垂直，
身體維持直立。

身體維持
直立

STEP3.
身體向上挺起，維持弓箭步，回到
起始姿勢再換另一側。

身體向上挺起

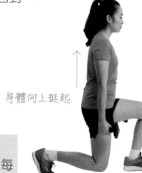

健身運動小提醒：
可將向後跨出的腳抵住牆壁，避免每
次後跨的距離不一致。

第五章
平衡&柔軟度運動訓練

1. 平衡訓練

(1) 星狀平衡訓練

運動益處｜藉由挑戰不同角度及水平高度來強化平衡能力。

健身用品｜有顏色的膠帶、穩定的椅子或重物。

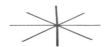 STEP1.
利用膠帶貼出米字（周長約 100 公分）。

STEP2.
支撐腳放米字中央，動作腳盡可能碰觸目標線最遠端。

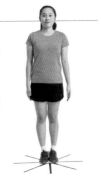

STEP3.
動作中保持身體姿勢挺直，避免軀幹過度搖晃（可扶穩定的椅子或重物避免跌倒），支撐 5 秒後回休息姿勢。

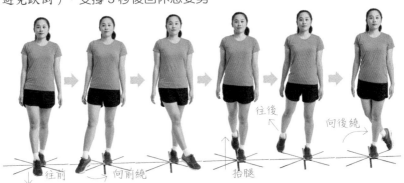

2. 柔軟度運動訓練

(1) 大腿後側肌群伸展

運動益處｜伸展大腿後側肌肉群可以舒緩大腿後側
緊繃的肌肉群，達到腿部線條的流暢。
運動後伸展可以減少運動後，所造成的
肌肉不舒適感。

健身用品｜瑜伽墊。

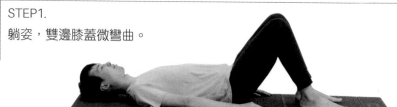

肌肉位置
大腿後側
肌群

分解動作

STEP1.
躺姿，雙邊膝蓋微彎曲。

STEP2.
雙手放置在欲伸展的下肢膝蓋後側。

STEP3.
將欲伸展下肢伸直，雙手將下肢
緩慢朝頭部方向帶動到自己覺得
緊繃的地方。

伸直

雙手將下肢緩慢朝
頭部方向

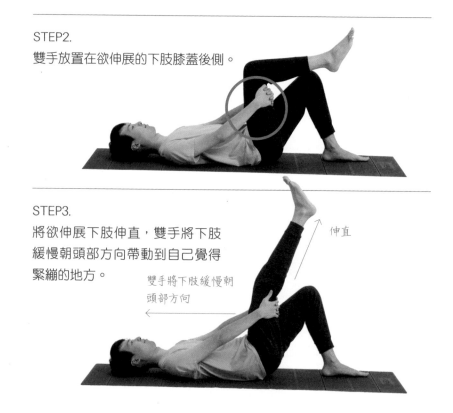

(2) 小腿後側肌群伸展

運動益處 | 伸展小腿後側肌群，可使小腿後側肌肉線條順暢。運動後做此動作，可緩解小腿緊繃感，降低運動後小腿後側不舒適感的發生率。

健身用品 | 一張穩固的有背椅子或是固定的桌面。

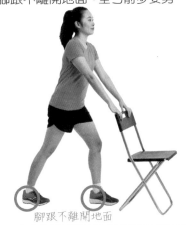

肌肉位置
小腿後側
肌群

分解動作

STEP1.
雙手置放在有背椅子或是固定桌面上。

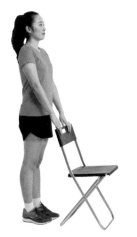

STEP2.
欲伸展的下肢往後，膝蓋伸直，腳跟不離開地面。呈弓箭步姿勢。

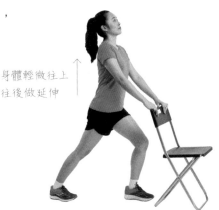

腳跟不離開地面

STEP3.
身體可以輕微往上往後做延伸，感受到小腿後側有緊繃感。

身體輕微往上往後做延伸

159

(3) 胸鎖乳突肌伸展

運動益處｜促進頸部前側肌肉柔軟度，
減緩駝背頭部過於向前的問題。

肌肉位置
胸鎖乳凸肌

分解動作

STEP1.
站姿或是坐姿皆
可，雙手叉腰。

STEP2.
緩慢將頭部向後
伸展，至感覺到
緊繃感。

向後伸展

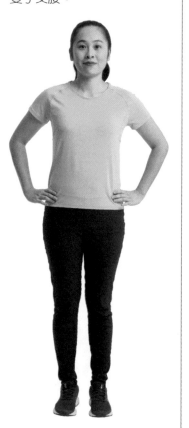
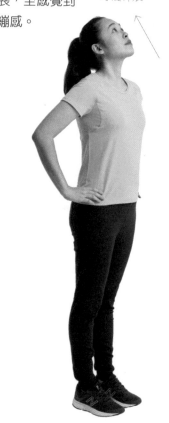

健身運動小提醒：
若頭部向後仰的過程會感到頭部不舒適，像是頭暈或是想吐等，應立即停
止運動，並休息。

⑷胸鎖乳突肌及上斜方肌伸展

運動益處｜長期姿勢不良，常會造成上後側
肩頸僵硬問題，可以做此動作來
舒緩頸部僵硬問題。

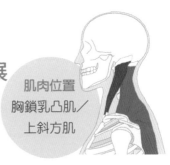

肌肉位置
胸鎖乳凸肌／
上斜方肌

分解動作

STEP1.
站姿或是坐姿皆可。雙手輕鬆垂
放身體兩側。

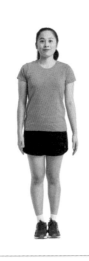

STEP2.
舉右手越過頭部放置左側的耳朵
附近。左右側哪一邊先都可以，
依個人習慣。

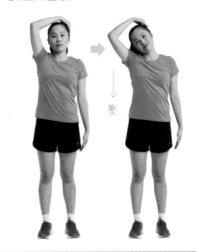

壓

STEP3.
將頭緩緩壓向對側，會感受到欲
伸展部位有輕微緊繃感。

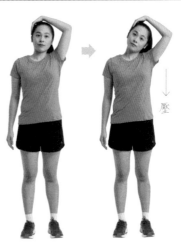

壓

⑸ 三角肌伸展

運動益處｜使肩關節活動變得更順暢，
減少肩部關節可能活動
上所引發的疼痛。

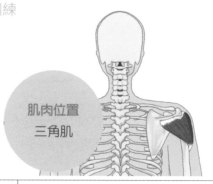

肌肉位置
三角肌

分解動作

STEP1.
站姿或是坐姿皆可，雙手輕鬆擺
放在身體兩側。

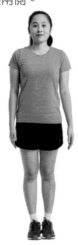

STEP2.
一手手肘彎曲，欲伸展的上肢放
置在彎曲手肘上。

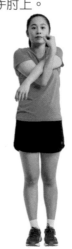

STEP3.
彎曲手肘將欲伸展上肢往後壓，
感受到肩部後外側有緊繃感。

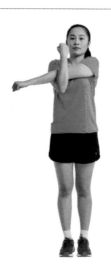

⑹ 胸肌及闊背肌伸展

運動益處｜伸展胸肌和闊背肌，可以改正姿勢
　　　　　不良的問題，減少胸前肌肉過於緊
　　　　　繃而造成的駝背，也可以使得背部
　　　　　肌肉緊繃得到舒緩。

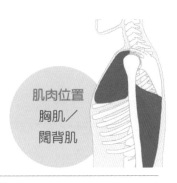

肌肉位置
胸肌／
闊背肌

分解動作

STEP1.
站在一面牆前面，雙手輕鬆擺放
牆面，與背部同高。

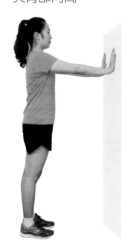

STEP2.
雙腿往後退一步，身體往前傾斜。

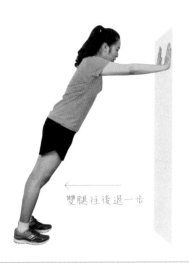

雙腿往後退一步

STEP3.
將頭部與身體傾斜約 90 度。

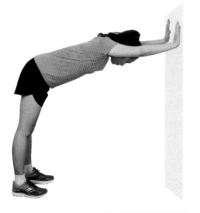

健身運動小提醒：
若身體彎曲角度沒辦法到 90 度，可彎曲到覺得緊繃的角度即可。

第六章
呼吸調節訓練＆簡易運動設備介紹

1.運動的呼吸調息法

呼吸氣短容易造成神經焦慮及緊繃，藉由深緩呼吸，可幫助內臟循環，降低焦慮，增加身體提取氧氣效率，減少運動時產生的不適感。腎友的體內較易堆積尿毒素，有可能造成控制呼吸肌的神經出現異常，因此在運動時，注意配合呼吸的調節，這是非常重要的。

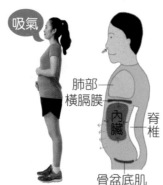

吸氣

肺部
橫膈膜

內臟

脊椎

骨盆底肌

STEP1. 找尋空氣佳的地方。

STEP2. 盡量吸到滿，感覺胸口往上頂（非肩膀往上縮）。

STEP3. 吐氣吐到空。

STEP4. 吸氣、吐氣的節率：鼻吸 1 下、口吐 3 下。

STEP5. 呼吸 10 次後，放鬆，回休息位置。

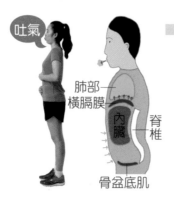

吐氣

肺部
橫膈膜

內臟

脊椎

骨盆底肌

吸氣	吐氣	吸氣	吐氣
1 ：	3	1 ：	3

2.簡易運動設備介紹

● **彈力帶**

市面上有很多種五彩繽紛的彈力帶，
主要根據彈力帶的厚度不同，代表不同
的磅數，因此磅數越大代表伸拉彈力時的阻
力也越強。因為彈力帶材質柔軟，可以握在
手上或是綁在腿上等，訓練方式多元，因此是
個適合拿來當作上下肢肌力訓練的好工具。

▲ 彈力帶

● **沙包**

沙包是用綁帶固定在四肢段，因為不像啞鈴和壺鈴只能握在手
上，沙包可以改變固定的位置來增加訓練的難
度，也可以針對某塊肌群做訓練，只要將沙包固
定在訓練肌肉的遠端處，就可以使該肌肉
發揮最大的作用，使該肌肉感受度提升，
也因為綁帶的設計，可以不只固定在上肢，
下肢的負重訓練也可以使用沙包來訓練。

▲ 沙包

● **啞鈴**

啞鈴是最常用來訓練自由重量的器材，與彈力帶不同的是：阻
力的方向是因地心引力影響而往下，大多的動作都是垂直方向
的動作，重量平均分散在手兩側，是初學者比較好掌握的器材
（但在操作過程中，應注意安全，避免
砸到腳或壓到身體），且不論是上臂的
小重量訓練還是下肢大肌群所需的重量都
有，是剛接觸重量訓練的人打下基礎非
常適合的器具。

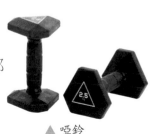

▲ 啞鈴

● **壺鈴**

與啞鈴一樣都是利用對抗地心引力產生阻力來訓練動作，但是不同的設計是壺鈴的重心會在手下幾公分的地方，所以除了地心引力往下的阻力外，它還挑戰了手掌的操作能力，所以握力需要一定的程度，新手操作壺鈴時要特別注意，壺鈴比較大的握把可以選擇單手或雙手操作，增加了訓練的變化，最常使用壺鈴是用來訓練爆發力及全身性訓練。

▲ 壺鈴

▲ 啞鈴

● **瑜伽球**

瑜伽球具有不穩定平面的特性，因此可以拿來作為在運動時更進階挑戰的工具，訓練全身性的穩定度。

▲ 瑜伽球

● **腳踏車**

簡易型的固定式腳踏車，可以在坐姿下或是躺姿下進行下肢的活動。對於體力較不好或是下肢肌力不足的人來說，是適合拿來當作低強度運動或是肌耐力訓練的工具。

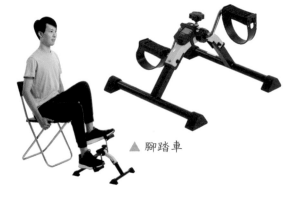

▲ 腳踏車

● **木箱 / 階梯**

木箱可以拿來當作訓練下肢肌力或是當作有氧運動的工具。或是家中有階梯，也可充當木箱功能使用，且階梯旁的扶手亦可當作安全支撐。

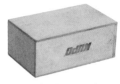

▲ 木箱 / 階梯

3. 活用手機內建運動 APP

(1) 碼錶 / 計時器

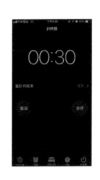

手機內建的碼表或計時器，可以用來當作測試肌耐力及心肺耐力時計時的好工具。例如：本書所提到的 30 秒坐站測試、2 分鐘原地抬膝踏步及 6 分鐘行走測試等。

(2) 節拍器

在手機中下載節拍器，可以提供大家在做有氧登階運動時，有穩定的速度及節拍。並且節拍器可以依照個人能力及狀況調整適合自己的速度，或是隨著能力增加時，漸進式調整節拍器的速度。

STEP1.
打開手機當中的 App store 或是 Google play 商店，搜尋節拍器。

STEP2.
下載適合自己的節拍器 App。

STEP3.
點選節拍器，調整適合個人的節拍速度，開始進行運動。

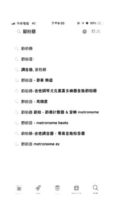

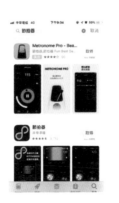

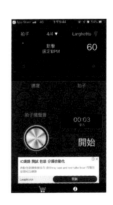

運動案例③
初期腎病、平日無運動習慣

姓名：阿嬌　　年齡：52 歲　　職業：美髮業　　病症：腎炎

　　阿嬌姊是美髮工作者，今年五十有二，身高 155 公分、體重 72 公斤，平日作息晚睡晚起，經常熬夜，每天抽菸 10 支，偶爾喝點小酒。但不常喝白開水，反而是買含糖手搖飲料來做為補充水分的來源。工作的關係讓她經常憋尿，最近因為尿道感染去看婦產科門診，順便跟醫生說她爬樓梯會喘。醫生開立血液及尿液檢查。回診時，結果報告出來，腎絲球過濾率為 32.89 ml/min/1.73m2，微量尿蛋白為 206.54mg/g，婦產科醫師建議阿嬌姊一定要掛腎臟科門診，應該是腎出問題了。

　　阿嬌姊趕緊去看腎臟科，幸好診斷是腎炎。腎臟科醫師以及腎臟病個案管理師建議她，一定要改變生活型態，不能再熬夜，也不要憋尿，更不能只喝含糖飲料了，而且，要運動！

　　前面幾個要求，阿嬌姊覺得不改不行，但是要她運動，她根本動都不想動，工作已經夠累了，下班還要動！怎麼建議阿嬌姊在繁忙的日常中加上運動的時間呢？

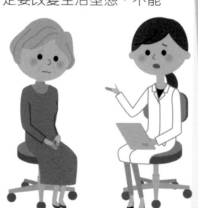

● 物理治療師這麼說─────

繁忙的工作更需要強健的體魄來支撐！阿嬌姊因生活作息安排不佳，需要的是團隊的一起介入。當阿嬌姊改掉熬夜、憋尿、有良好的飲食習習後，若還是覺得下肢肌力不佳，可能是因為體適能的強度已經下降到無法負荷較高階的活動，才會連爬樓梯都喘。

若是沒有急性異常症狀，建議進行下肢肌力訓練。先踩階梯或穩固的板凳，當作訓練方式，再漸進增加活動量，提升下肢肌力及心肺耐力。

- **運動類型**：單階上下階梯（*兩腳交替*）
- **運動時間**：動作 60 秒，休息 60 秒（*換腳休息*）
- **運動強度**：RPE：12 ～ 14
- **運動頻率**：每天，但每週要「加一點點量」。例如：第一週左右腳各 5 回合，第二週左右腳各 6 回合，第三週左右腳各 7 回合，第四週：左右腳各 8 回合。

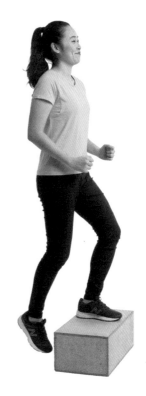

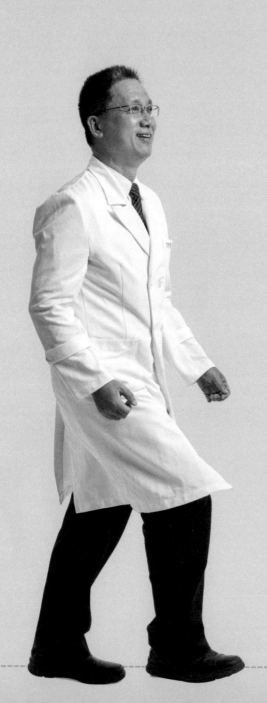

part6
慢性腎病合併症的運動處方

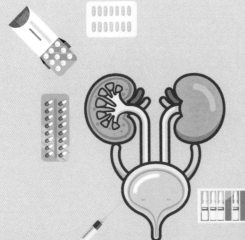

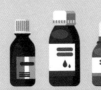

第一章
腎友合併糖尿病或血糖控制問題

　　基於研究顯示，由於大多數人並沒有達到健康所建議的運動量，美國醫學會和美國運動醫學會於 2007 年發起運動即良藥（exercise is medicine, EIM）口號，致力於推廣改變生活型態，藉由運動訓練來改善或減緩疾病的進展。對於還沒有走到透析階段的腎病病友，於此依照九種合併症症狀，一一提出運動處方。

　　因為研究顯示肌纖維的變化，需要至少六週才看得到，所以在運動界與研究界進行運動訓練設計，多是以六週為基本所需時間。若是運動選手，通常會以更長的時間來設計運動目標及計畫。

　　重要的是，不是做六週後就不用做了。而是在運動六週後，重新檢視設定的目標，再度自我評估需要加強的部分，然後調整自己的運動處方。

　　糖化血色素 HbA1C 可以呈現腎友過去一段時間血糖波動範圍，**一般建議控制在 7％左右，低於 6％高於 8.5％對於腎臟功能都不好**。腎友若能**每週運動 150 分鐘**，每週可以減少 0.89％的 HbA1C，降血糖的效果跟口服降血糖藥是相似的程度。

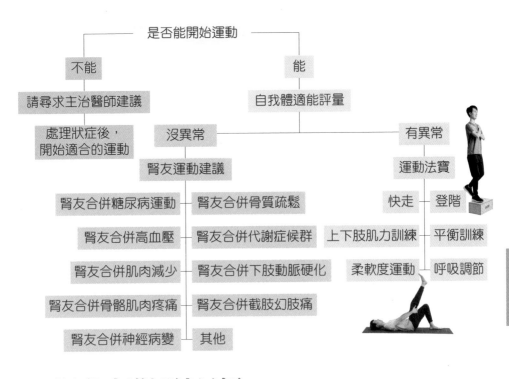

是否能開始運動

不能 —— 能

請尋求主治醫師建議 —— 自我體適能評量

處理狀症後，開始適合的運動 —— 沒異常 —— 有異常

腎友運動建議 —— 運動法寶

腎友合併糖尿病運動 —— 腎友合併骨質疏鬆 —— 快走 — 登階

腎友合併高血壓 —— 腎友合併代謝症候群 —— 上下肢肌力訓練 — 平衡訓練

腎友合併肌肉減少 —— 腎友合併下肢動脈硬化 —— 柔軟度運動 — 呼吸調節

腎友合併骨骼肌肉疼痛 —— 腎友合併截肢幻肢痛

腎友合併神經病變 —— 其他

1.運動建議訓練目標

類型	節律性有氧運動	肌力訓練（8～10種肌肉群）
頻率	3～7天	一週2～3次（兩次間隔24小時）
強度（RPE）	10～12 漸增至13～14	12～15
次數（一組8～12下動作）	150分鐘	● 1～5組 ● 每回合中間 休息2～3分鐘

2. 運動注意事項

血糖 < 100mg 或 > 250mg 不適合立即性運動。

若是有使用速效胰島素，請間隔 90 分鐘後再開始運動，若使用短效胰島素，請間隔 60 分鐘後再開始運動。當週訓練後疲憊感持續保持一天以上者，請減少或保持當週運動量，下一週不宜增加運動量。

3. 六週運動處方

	星期一	星期二	星期三
第一週	快走 15 分鐘 強度（RPE）：11	上肢肌力訓練 強度（RPE）：12 次數：1 組	休息日
第二週	快走 15 分鐘 強度（RPE）：12	上肢肌力訓練 強度（RPE）：12 次數：2 組	休息日
第三週	快走 20 分鐘 強度（RPE）：12	上肢肌力訓練 強度（RPE）：13 次數：1 組	休息日
第四週	快走 30 分鐘 強度（RPE）：12	上肢肌力訓練 強度（RPE）：13 次數：2 組	休息日
第五週	快走 40 分鐘 強度（RPE）：13	上肢肌力訓練 強度（RPE）：14 次數：1 組	休息日
第六週	快走 50 分鐘 強度（RPE）：13	上肢肌力訓練 強度（RPE）：14 次數：2 組	休息日

※ RPE：代表自覺用力分數。

※ 1 組 10 下，每組之間及不同訓練項目之間至多間隔 2 ～ 3 分鐘，不可休息過久。

※「快走」執行方式請參閱第 135 頁「步行訓練」。

※「上肢、下肢肌力訓練」執行方式請參閱第 140 頁。

- 當腎友感覺到無法繼續運動，很累、喘、很乏力，可調整為「間歇性鍛練」，間隔短至運動 3 分鐘即休息 3 分鐘，例如 15 分鐘訓練總時間可以拆為 3 分鐘五組，每次中間休息 2 ～ 3 分鐘。當個人逐漸適應訓練時，再漸漸增加運動時間，兩次間隔的休息時間可以縮短。

- 快走可以替換成大肢體節律運動，如：踏步、腳踏車等。

- 上肢肌肉訓練較下肢肌力訓練更容易誘發憋氣用力的代償呼吸，血壓容易升高，建議配合呼吸運動。

	星期四	星期五	星期六	星期日
	快走 15 分鐘 強度（RPE）：11	下肢肌力訓練 強度（RPE）：12 次數：1 組	休息日	快走 15 分鐘 強度（RPE）：11
	快走 15 分鐘 強度（RPE）：12	下肢肌力訓練 強度（RPE）：12 次數：2 組	休息日	快走 15 分鐘 強度（RPE）：12
	快走 20 分鐘 強度（RPE）：12	下肢肌力訓練 強度（RPE）：13 次數：1 組	休息日	快走 20 分鐘 強度（RPE）：12
	快走 30 分鐘 強度（RPE）：12	下肢肌力訓練 強度（RPE）：13 次數：2 組	休息日	快走 30 分鐘 強度（RPE）：12
	快走 40 分鐘 強度（RPE）：13	下肢肌力訓練 強度（RPE）：14 次數：1 組	休息日	快走 40 分鐘 強度（RPE）：13
	快走 50 分鐘 強度（RPE）：13	下肢肌力訓練 強度（RPE）：14 次數：2 組	休息日	快走 50 分鐘 強度（RPE）：13

第二章
腎友合併高血壓

　　腎友建議血壓值範圍：收縮壓 < 130mmHg、舒張壓 < 80mmHg。文獻資料顯示**當腎友的「平均動脈壓」能控制在小於 92 mmHg**，相較於 102 ～ 107 mmHg，可以降低發生末期腎病的風險。

● 平均動脈壓的算法：平均動脈壓＝ 1/3 收縮壓＋ 2/3 舒張壓。

　　藉由使用中等強度（自覺用力分數 REP：12 ～ 13）有氧運動，可以改善自律神經的運作，但要注意，腎友運動時血壓增加較快，建議要循序漸進，慢慢增加訓練量。

1. 運動建議訓練目標

類型	節律性有氧運動	肌力訓練 （8 ～ 10 種肌肉群）
頻率	3 ～ 7 天	一週兩次 （兩次間隔 24 小時）
強度（RPE）	12 ～ 13	13 ～ 14 （年長者可從 9 開始 慢慢增加）
次數 （一組 8 ～ 12 下動作）	一次至少 10 分鐘， 目標 30 分鐘／日或 一週 150 分鐘	● 2 ～ 4 組

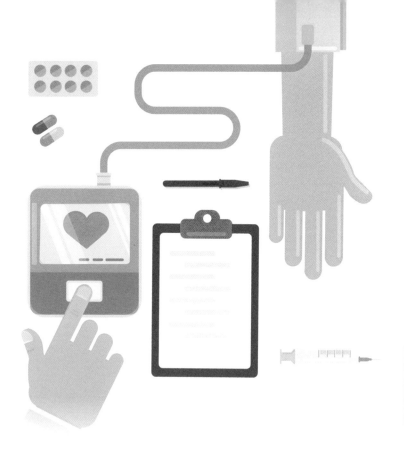

2. 運動注意事項

- 上肢肌肉訓練比下肢肌力訓練更容易誘發憋氣用力的代償呼吸，血壓容易升高，建議配合呼吸運動。

- 當週訓練後疲憊感持續一天以上者，請減少或持續當週運動量，下一週不宜增加運動量。

- 當腎友感覺到無法繼續運動，很累、很喘、很沒力，可調整為「高強度間歇有氧步行」鍛練。（可參閱本書第 136 頁）

- 快走可替換成任何大肢體節律運動，例如：踏步、有氧肢體運動等。

3. 六週運動處方

	星期一	星期二	星期三
第一週	快走 10 分鐘 強度（RPE）：12	快走 10 分鐘 強度（RPE）：12	休息日
第二週	快走 15 分鐘 強度（RPE）：12	快走 15 分鐘 強度（RPE）：12	休息日
第三週	快走 20 分鐘 強度（RPE）：13	快走 20 分鐘 強度（RPE）：13	休息日
第四週	快走 30 分鐘 強度（RPE）：13	快走 30 分鐘 強度（RPE）：13	休息日
第五週	快走 30 分鐘 強度（RPE）：13	快走 30 分鐘 強度（RPE）：13	休息日
第六週	快走 40 分鐘 強度（RPE）：13	快走 40 分鐘 強度（RPE）：13	休息日

※ RPE：代表自覺用力分數。

※ 1 組 10 下，每組之間及不同訓練項目之間至多間隔 2 ～ 3 分鐘，不可休息過久。

※「快走」執行方式請參閱第 135 頁「步行訓練」。

※「上肢、下肢肌力訓練」執行方式請參閱第 140 頁。

星期四	星期五	星期六	星期日
快走 10 分鐘 強度（RPE）：12	快走 10 分鐘 強度（RPE）：12	休息日	有氧 10 分鐘 強度（RPE）：12
快走 15 分鐘 強度（RPE）：12	快走 15 分鐘 強度（RPE）：12	休息日	有氧 15 分鐘 強度（RPE）：12
快走 20 分鐘 強度（RPE）：13	快走 20 分鐘 強度（RPE）：13	休息日	安排戶外活動
快走 30 分鐘 強度（RPE）：13	下肢肌力訓練 強度（RPE）：13 次數：1 組	休息日	安排戶外活動
快走 30 分鐘 強度（RPE）：13	下肢肌力訓練 強度（RPE）：13 次數：2 組	休息日	安排戶外活動
快走 40 分鐘 強度（RPE）：13	下肢肌力訓練 強度（RPE）：14 次數：1 組	休息日	安排戶外活動

第三章
腎友合併肌肉減少

　　腎友若過去三個月體重下降超過 5％或是六個月下降超過 10％，便要注意是否有肌肉減少的問題。肌肉減少是腎友的一個警訊，維持肌力是運動重點之一。

　　可進行 12 週的肌力訓練，降低身體發炎因子，減少肌肉蛋白不必要的消耗，維持肌肉質量，增加膝蓋伸直力量及活動的心肺耐力，同時也可以減少憂鬱問題。

憂鬱

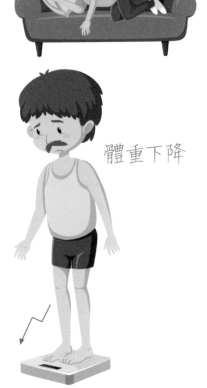

膝蓋
無力

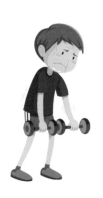

體重下降

1. 運動建議訓練目標

類型	**肌力訓練**（8～10 種肌肉群）
頻率	一週兩次（兩次間隔 24 小時）
強度（RPE）	12～15
次數 （一組 8～12 下動作）	• 2～4 組 • 每回合中間休息 2～3 分鐘

2. 運動注意事項

- 出力時可配合數數字，或是張口吐氣來避免閉氣用力。

- 用錯力容易產生高血壓，頭暈等不適症狀。當日血壓偏高時，請先諮詢醫療人員。

- 當有任何異常症狀，請即刻停止訓練。

- 當週訓練後疲憊感持續一天以上者，請減少或持續當週運動量，下一週運動量不宜增加。

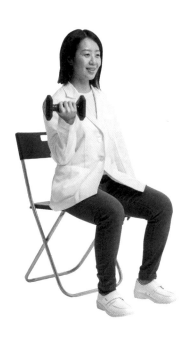

3. 六週運動處方

	星期一	星期二	星期三
第一週	上肢肌力訓練 強度（RPE）：12 次數：1組	下肢肌力訓練 強度（RPE）：12 次數：1組	上肢肌力訓練 強度（RPE）：12 次數：1組
第二週	上肢肌力訓練 強度（RPE）:12 次數：2組	下肢肌力訓練 強度（RPE）：12 次數：2組	上肢肌力訓練 強度（RPE）：12 次數：2組
第三週	上下肢肌力訓練 強度（RPE）：12 次數：2組	休息日	上下肢肌力訓練 強度（RPE）：12 次數：2組
第四週	上下肢肌力訓練 強度（RPE）：13 次數：2組	休息日	上下肢肌力訓練 強度（RPE）：13 次數：2組
第五週	上下肢肌力訓練 強度（RPE）：14 次數：2組	休息日	上下肢肌力訓練 強度（RPE）：14 次數：2組
第六週	上下肢肌力訓練 強度（RPE）：14 次數：2組	休息日	上下肢肌力訓練 強度（RPE）：14 次數：2組

※ RPE：代表自覺用力分數。

※ 1組10下，每組之間及不同訓練項目之間至多間隔 2～3 分鐘，
　不可休息過久。

※「上肢、下肢肌力訓練」執行方式請參閱第 140 頁。

	星期四	星期五	星期六	星期日
	下肢肌力訓練 強度（RPE）：12 次數：1組	上肢肌力訓練 強度（RPE）：12 次數：1組	下肢肌力訓練 強度（RPE）：12 次數：2組	休息日
	下肢肌力訓練 強度（RPE）：12 次數：2組	上肢肌力訓練 強度（RPE）：12 次數：2組	下肢肌力訓練 強度（RPE）：12 次數：2組	休息日
	休息日	上下肢肌力訓練 強度（RPE）：12 次數：2組	休息日	休息日
	休息日	上下肢肌力訓練 強度（RPE）：13 次數：2組	休息日	休息日
	休息日	上下肢肌力訓練 強度（RPE）：14 次數：2組	休息日	休息日
	休息日	上下肢肌力訓練 強度（RPE）：14 次數：2組	休息日	休息日

第四章
腎友合併骨骼肌肉疼痛

疼痛的種類非常的多元，包含神經病變的疼痛與非神經病變的疼痛、急性痛與慢性痛等。而疼痛的原因也非常的複雜，痛覺的產生原因可能是組織受傷後發炎物質所引起，或是傳遞感覺的神經本身損傷，也有可能是大腦對於疼痛的調節出現異常。

而腎臟病友也有可能因為無法代謝的蛋白質異常堆積而產生疼痛（類澱粉性沉積症），嚴重的疼痛會影響睡眠及生活品質，也會造成心理上壓力。

根據統計結果顯示，約有 40％以上的慢性腎臟病疾病的患者有疼痛的情況，而在住院期間中更是有 100％病人有疼痛發生的統計數據，而在這些疼痛之中骨骼肌肉疼痛大約佔了 60 ～ 70％，而**肌筋膜痛症候群**（Myofascial Pain Syndrome）為常見的骨骼肌肉疼痛。

肌筋膜疼痛症候群是一種肌肉之慢性疼痛疾病，因為某些因素造成身上有許多位於骨骼肌上之**激痛點**（Trigger points），激痛點為疼痛之局部區塊，在按壓時會有**結節**（Taut band）的感覺，受到壓力刺激會有局部抽痛，也有可能引發轉移痛，使其他部位也產生疼痛。

依嚴重情形不同壓痛可分為 2 種

1. **活性壓痛點**：不壓就會痛

2. **潛在壓痛點**：要壓才會痛

這些壓痛點通常經過直接或間接刺激引起疼痛，被活化後會一直存在，迫使肌肉避免痛楚而造成肌肉緊抗限制動作，逐漸變成遲緩性壓痛點。

1.運動對於肌筋膜痛症候群治療策略

- **增加循環功能**（circulatory function）：利用延展肌筋膜或是全身有氧運動來增加循環，**根據美國運動醫學會（ACSM）建議，以低強度循序漸進到中等強度，以低衝擊的有氧運動為主，如腳踏車、快走、游泳等。**先前研究顯示，經過游泳訓練後的肌筋膜痛症候群患者的激痛點有顯著的下降。

- **牽拉運動**：最常發生於疼痛在肩頸與肩胛骨內側區域，利用簡單之牽拉技巧，教育病患居家自我治療，可以有效的減輕症狀。

2.運動建議訓練目標

類型	伸展運動
頻率／週	一週 3 次，每週持續增加 1 次，達到一週 5 次
強度（RPE）	9 ～ 11
次數 （一組 1 次）	● 2 組 ● 一開始停留時間約 10 ～ 30 秒，慢慢增加直到每個伸展達到 60 秒

3. 六週運動處方

	星期一	星期二	星期三
第一週	游泳 15 分鐘 穿插 2 次休息 強度（RPE）：10	伸展運動一個動作 維持 10 秒 強度（RPE）：14 次數：2 組	休息日
第二週	游泳 15 分鐘 穿插 1 次休息 強度（RPE）：11	伸展運動一個動作 維持 15 秒 強度（RPE）：14 次數：2 組	休息日
第三週	游泳 20 分鐘 穿插 2 次休息 強度（RPE）：12	伸展運動一個動作 維持 20 秒 強度（RPE）：14 次數：2 組	休息日
第四週	游泳 20 分鐘 穿插 1 次休息 強度（RPE）：12	伸展運動一個動作 維持 25 秒 強度（RPE）：14 次數：2 組	游泳 20 分鐘 穿插 1 次休息 強度（RPE）：12
第五週	游泳 30 分鐘 穿插 2 次休息 強度（RPE）：13	伸展運動一個動作 維持 30 秒 強度（RPE）：14 次數：2 組	游泳 30 分鐘 穿插 2 次休息 強度（RPE）：13
第六週	游泳 30 分鐘 穿插 1 次休息 強度（RPE）：13	伸展運動一個動作 維持 35 秒 強度（RPE）：14 次數：2 組	游泳 30 分鐘 穿插 1 次休息 強度（RPE）：13

※ RPE：代表自覺用力分數。

※「伸展運動」執行方式請參閱第 158 頁「柔軟度運動訓練」。

※ 腹膜透析的腎友，若無法游泳，替代方案拉長伸展運動時間（柔軟度運動訓練）。

星期四	星期五	星期六	星期日
游泳 15 分鐘 穿插 2 次休息 強度（RPE）：10	伸展運動**一個動作** **維持** 10 秒 強度（RPE）：14 次數：2 組	休息日	**游泳** 15 分鐘 穿插 2 次休息 強度（RPE）：10
游泳 15 分鐘 穿插 1 次休息 強度（RPE）：11	伸展運動**一個動作** **維持** 15 秒 強度（RPE）：14 次數：2 組	休息日	**游泳** 15 分鐘 穿插 1 次休息 強度（RPE）：11
游泳 20 分鐘 穿插 2 次休息 強度（RPE）：12	伸展運動**一個動作** **維持** 20 秒 強度（RPE）：14 次數：2 組	休息日	**游泳** 20 分鐘 穿插 2 次休息 強度（RPE）：12
游泳 20 分鐘 穿插 1 次休息 強度（RPE）：12	伸展運動**一個動作** **維持** 25 秒 強度（RPE）：14 次數：2 組	伸展運動**一個動作** **維持** 25 秒 強度（RPE）：14 次數：2 組	**游泳** 20 分鐘 穿插 1 次休息 強度（RPE）：13
游泳 30 分鐘 穿插 2 次休息 強度（RPE）：13	伸展運動**一個動作** **維持** 30 秒 強度（RPE）：14 次數：2 組	伸展運動**一個動作** **維持** 30 秒 強度（RPE）：14 次數：2 組	**游泳** 30 分鐘 穿插 2 次休息 強度（RPE）：13
游泳 30 分鐘 穿插 1 次休息 強度（RPE）：13	伸展運動**一個動作** **維持** 35 秒強度（RPE）：14 次數：2 組	伸展運動**一個動作** **維持** 35 秒強度（RPE）：14 次數：2 組	**游泳** 30 分鐘 穿插 1 次休息 強度（RPE）：13

4. 運動注意事項

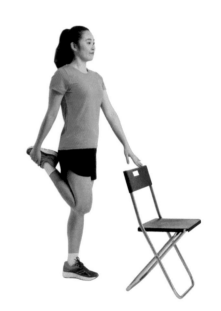

- 避免一次過量訓練，以避免肌肉過度使用引發疼痛。

- 若平時工作或活動時容易產生疼痛，可以適當增加物品高度，減少低頭時間，減少誘發疼痛之風險。

- 運動中可以利用鏡子回饋，或是本體感覺訓練等來調整正確身體姿勢，使骨骼關節在靜態與動態活動中能適宜的產生動作。

5. 其他非運動介入之建議

經皮電刺激 transcutaneous electrical stimulation（TENS）：利用電流刺激表皮神經，在傳遞到大腦前會通過並關閉一個稱為「門閥」的區域，讓傳導速度較慢的痛覺訊息傳遞受到阻隔，因而感覺不到疼痛。而電刺激亦會使大腦分泌腦內啡，達到減輕疼痛的效果。

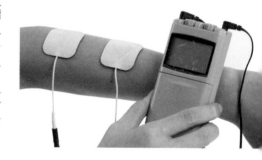

第五章
腎友合併神經病變

　　慢性腎臟病病友常患有神經系統併發症，可能影響中樞或是周邊神經系統。運動可間接使合併神經病變腎友的肌肉力量、心肺功能以及血糖控制得到進步，進而使得日常生活功能獲得改善。

1.運動建議訓練目標

類型	節律性有氧運動	肌力訓練（8～10種肌肉群）
頻率	3天	一週兩次 （兩次間隔24小時）
強度（RPE）	12～13	13～14 （年長者可從9開始來減少痠痛風險）
次數 （一組1次）	20～60分鐘／次	2～4組動作

2.六週運動處方

	星期一	星期二	星期三
第一週	有氧訓練 15 分鐘 強度（RPE）：12	下肢肌力訓練 強度（RPE）：14 次數：3 組	有氧訓練 15 分鐘 強度（RPE）：12
第二週	有氧訓練 20 分鐘 強度（RPE）：12	下肢肌力訓練 強度（RPE）：14 次數：4 組	有氧訓練 20 分鐘 強度（RPE）：12
第三週	有氧訓練 25 分鐘 強度（RPE）：12	下肢肌力訓練 強度（RPE）：14 次數：5 組	有氧訓練 25 分鐘 強度（RPE）：12
第四週	有氧訓練 30 分鐘 強度（RPE）：12	下肢肌力訓練 強度（RPE）：14 次數：6 組	有氧訓練 30 分鐘 強度（RPE）：12
第五週	有氧訓練 35 分鐘 強度（RPE）：12	下肢肌力訓練 強度（RPE）：14 次數：7 組	有氧訓練 35 分鐘 強度（RPE）：12

※ RPE：代表自覺用力分數。

※ 這只是參考，您可以依個人喜好調整，重點是一週休息一天，但其他 6 天都要持續運動。

※ 1 組 10 下，每組之間及不同訓練項目之間至多間隔 2～3 分鐘，不可休息過久。

※「上肢、下肢肌力訓練」執行方式請參閱第 140 頁。

※「有氧運動」執行方式請參閱第 135 頁「步行訓練」及第 139 頁「有氧登階」。

星期四	星期五	星期六	星期日
上肢肌力訓練 強度（RPE）：14 次數：3組	有氧訓練 15 分鐘 強度（RPE）：12	下肢肌力訓練 強度（RPE）：14 次數：3組	休息日
上肢肌力訓練 強度（RPE）：14 次數：4組	有氧訓練 20 分鐘 強度（RPE）：12	下肢肌力訓練 強度（RPE）：14 次數：4組	休息日
上肢肌力訓練 強度（RPE）：14 次數：5組	有氧訓練 25 分鐘 強度（RPE）：12	下肢肌力訓練 強度（RPE）：14 次數：5組	休息日
上肢肌力訓練 強度（RPE）：14 次數：6組	有氧訓練 30 分鐘 強度（RPE）：12	下肢肌力訓練 強度（RPE）：14 次數：6組	休息日
上肢肌力訓練 強度（RPE）：14 次數：7組	有氧訓練 35 分鐘 強度（RPE）：12	下肢肌力訓練 強度（RPE）：14 次數：7組	休息日

3.運動注意事項

- **合併有自主神經功能異常的患者在運動前**：皆建議先量測心跳以及血壓是否異常。運動前若有異常的心絞痛或是呼吸速率加快，建議停止運動。運動過程中，也建議依循 RPE 自覺用力分數表來區分是否需要暫時停止運動。

- **合併有周邊神經功能異常的患者在運動前**：建議先檢查自己足部是否有水泡或是潰瘍的地方，如有發現請先治療待傷口較好後再進行運動。運動時，應保持足部乾燥，並穿著襪子及運動鞋，以保護好足部，避免傷口惡化。

- **建議運動前可先暖身 5 ～ 10 分鐘**：運動後做收操伸展運動。

- **運動暫停的標準請依照自覺用力分數表**：若達到 12 分以上，呼吸和講話變得困難，建議暫停運動，先休息待不舒適感緩解後，再繼續進行運動。

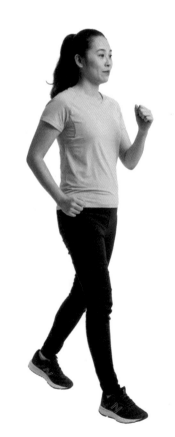

第六章
腎友合併骨質疏鬆

　　骨質疏鬆指的是骨密度降低而使骨骼微細結構發生破壞，範圍擴大時將導致骨骼脆弱，使得骨折的危險性明顯增高。資料顯示年長腎友會有重心不穩以致於跌倒的情形，因此更容易產生嚴重的後果。

　　不管是慢性腎臟病腎友、透析或是腎臟移植後的腎友，藉由運動訓練可以強化骨質，減少骨質流失的程度。對於年長腎友而言，更可以藉由肌力、平衡及行走訓練來降低跌倒風險。

1.運動建議訓練目標

類型	全身承重運動 （如：爬坡、負重登階、爬樓梯、快走）	平衡運動	上下肢 肌力訓練
頻率	4～7天	3～4天	一週兩次 （兩次間隔24小時）
強度（RPE）	15	15	12~15
次數 （一組8～20次）	● 3～5組 ● 中間休息1～2分鐘	● 10組 ● 每個動作10秒	● 2～5組

2.六週運動處方

	星期一	星期二	星期三
第一週	1. 平衡訓練 10 分鐘 強度（RPE）：13 2. 負重登階 強度：雙手各拿取 2Kg 重量 次數：3 組	上肢肌力訓練 強度（RPE）：12 次數：5 組	1. 平衡訓練 10 分鐘 強度（RPE）：13 2. 負重登階 強度：雙手各拿取 2Kg 重量 次數：3 組
第二週	1. 平衡訓練 10 分鐘 強度（RPE）：13 2. 負重登階 強度：雙手各拿取 2Kg 重量 次數：3 組	上肢肌力訓練 強度（RPE）：12 次數：5 組	1. 平衡訓練 10 分鐘 強度（RPE）：13 2. 負重登階 強度：雙手各拿取 2Kg 重量 次數：3 組
第三週	1. 平衡訓練 10 分鐘 強度（RPE）：14 2. 負重登階 強度：雙手各拿取 2Kg 重量 次數：5 組	上肢肌力訓練 強度（RPE）：13 次數：5 組	1. 平衡訓練 10 分鐘 強度（RPE）：14 2. 負重登階 強度：雙手各拿取 2Kg 重量 次數：5 組
第四週	1. 平衡訓練 10 分鐘 強度（RPE）：14 2. 負重登階 強度：雙手各拿取 2Kg 重量 次數：5 組	上肢肌力訓練 強度（RPE）：13 次數：5 組	1. 平衡訓練 10 分鐘 強度（RPE）：14 2. 負重登階 強度：雙手各拿取 2Kg 重量 次數：5 組

星期四	星期五	星期六	星期日
休息日	**下肢肌力訓練** 強度（RPE）：12 次數：5 組	休息日	1. **平衡訓練** 10 分鐘 強度（RPE）：13 2. **負重登階** 強度：雙手各拿取 2Kg 重量 次數：3 組
休息日	**下肢肌力訓練** 強度（RPE）：12 次數：5 組	休息日	1. **平衡訓練** 10 分鐘 強度（RPE）：13 2. **負重登階** 強度：雙手各拿取 2Kg 重量 次數：3 組
休息日	**下肢肌力訓練** 強度（RPE）：13 次數：5 組	休息日	1. **平衡訓練** 10 分鐘 強度（RPE）：14 2. **負重登階** 強度：雙手各拿取 2Kg 重量 次數：5 組
休息日	**下肢肌力訓練** 強度（RPE）：13 次數：5 組	休息日	1. **平衡訓練** 10 分鐘 強度（RPE）：14 2. **負重登階** 強度：雙手各拿取 2Kg 重量 次數：5 組

	星期一	星期二	星期三
第五週	1. 平衡訓練 10 分鐘 　強度（RPE）：14 2. 負重登階 　強度：雙手各拿取 　3Kg 重量 　次數：5 組	上肢肌力訓練 強度（RPE）：14 次數：5 組	1. 平衡訓練 10 分鐘 　強度（RPE）：14 2. 負重登階 　強度：雙手各拿取 　3Kg 重量 　次數：5 組
第六週	1. 平衡訓練 10 分鐘 　強度（RPE）：15 2. 負重登階 　強度：雙手各拿取 　3Kg 重量 　次數：5 組	上肢肌力訓練 強度（RPE）：14 次數：5 組	1. 平衡訓練 10 分鐘 　強度（RPE）：15 2. 負重登階 　強度：雙手各拿取 　3Kg 重量 　次數：5 組

※RPE：代表自覺用力分數。

※「負重登階」執行方式請參閱第 138 頁。

※「平衡訓練」執行方式請參閱第 157 頁「星狀平衡訓練」。

※「上肢、下肢肌力訓練」執行方式請參閱第 140 頁。

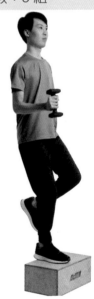

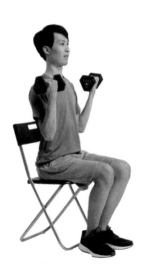

	星期四	星期五	星期六	星期日
	休息日	**下肢肌力訓練** 強度（RPE）：14 次數：5 組		1. **平衡訓練** 10 分鐘 　強度（RPE）：14 2. **負重登階** 　強度：雙手各拿取 　3Kg 重量 　次數：5 組
	休息日	**下肢肌力訓練** 強度（RPE）：14 次數：5 組		1. **平衡訓練** 10 分鐘 　強度（RPE）：15 2. **負重登階** 　強度：雙手各拿取 　3Kg 重量 　次數：5 組

3. 運動注意事項

- 運動進行中，有任何疼痛症狀，請立即停止運動。

- 軀幹動作需保持核心收縮，脊椎保持穩定。

- 呼吸方式，請配合鼻吸口吐，避免憋氣超過5秒。

- 不舒服就停止，運動暫停的標準請依照運動自
  覺強度量表，若達到 12 分以上，呼吸和講話
  變得困難，建議暫停運動，先休息待不舒適
  感緩解後，再繼續進行運動。

第七章
腎友合併代謝症候群

　　有代謝症候群的腎友，容易導致脂肪堆積在內臟及腰臀部位，有較高機率產生心血管風險。因此比起阻力（肌力）運動，可多做**有氧運動**，減少脂肪堆積體內。此外，**飲食的調整**對改善代謝症候群很有幫助。

代謝症候群

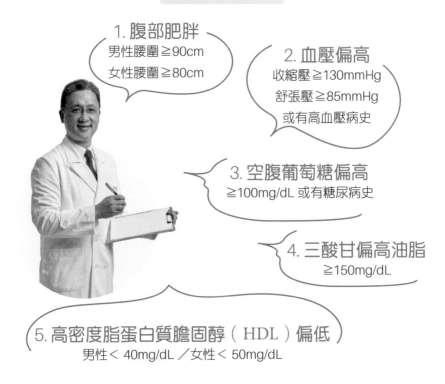

1. 腹部肥胖
男性腰圍≧90cm
女性腰圍≧80cm

2. 血壓偏高
收縮壓≧130mmHg
舒張壓≧85mmHg
或有高血壓病史

3. 空腹葡萄糖偏高
≧100mg/dL 或有糖尿病史

4. 三酸甘偏高油脂
≧150mg/dL

5. 高密度脂蛋白質膽固醇（HDL）偏低
男性＜40mg/dL ／女性＜50mg/dL

1.運動建議訓練目標

類型	有氧運動	肌力訓練（8～10種肌肉群）
頻率	3～7天	一週兩次 （兩次間隔24小時）
強度（RPE）	10～13	12～14
次數 （一組8～12 下動作）	● 每天30～60分鐘 ● 可多次合併計算，但一次至少持續10分鐘。目標一週大於150分鐘	● 2～4組 ● 每組中間休息2～3分鐘，8～10組動作2～4回合。

2.運動注意事項

● 有代謝症候群的腎友，建議搭配飲食控制來維持理想體重。

● 更改生活方式來達成持續活動10分鐘的要求，例如距離10分鐘車程的範圍改成步行，搭電梯改成慢速走樓梯上樓。也可參加有興趣的社團或活動，假日多安排外出行程，或是定期家中大掃除，找機會活動身體。

● 當週訓練後疲憊感持續一天以上者，請減少或持續當週運動量，下一週運動量不宜增加。

● 當腎友常感覺到無法繼續運動，會累、喘、乏力，可調整為「高強度間歇有氧步行」鍛練（可參閱本書第136頁）。

3.六週運動處方

	星期一	星期二	星期三
第一週	快走 20 分鐘 強度（RPE）：10	上下肢肌力訓練 強度（RPE）：13 次數：1 組	休息日
第二週	快走 20 分鐘 強度（RPE）：12	上下肢肌力訓練 強度（RPE）：13 次數：2 組	休息日
第三週	快走 30 分鐘 強度（RPE）：12	上下肢肌力訓練 強度（RPE）：14 次數：1 組	休息日
第四週	快走 30 分鐘 強度（RPE）：13	上下肢肌力訓練 強度（RPE）：14 次數：2 組	休息日
第五週	快走 40 分鐘 強度（RPE）：13	上下肢肌力訓練 強度（RPE）：14 次數：2 組	休息日
第六週	快走 40 分鐘 強度（RPE）：13	上下肢肌力訓練 強度（RPE）：14 次數：3 組	休息日

※ RPE：代表自覺用力分數。

※「快走」執行方式請參閱第 136 頁「步行訓練」。

※「上下肢肌力訓練」執行方式請參閱第 140 頁。

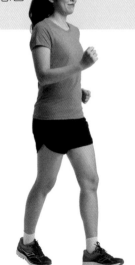

星期四	星期五	星期六	星期日
快走 20 分鐘 強度（RPE）：10	上下肢肌力訓練 強度（RPE）：13 次數：1 組	快走 20 分鐘 強度（RPE）：10	快走 20 分鐘 強度（RPE）：10
快走 20 分鐘 強度（RPE）：12	上下肢肌力訓練 強度（RPE）：13 次數：2 組	快走 20 分鐘 強度（RPE）：12	快走 20 分鐘 強度（RPE）：12
快走 30 分鐘 強度（RPE）：12	上下肢肌力訓練 強度（RPE）：14 次數：1 組	快走 30 分鐘 強度（RPE）：12	快走 30 分鐘 強度（RPE）：12
快走 30 分鐘 強度（RPE）：13	上下肢肌力訓練 強度（RPE）：14 次數：2 組	快走 30 分鐘 強度（RPE）：13	快走 30 分鐘 強度（RPE）：13
快走 40 分鐘 強度（RPE）：13	上下肢肌力訓練 強度（RPE）：14 次數：2 組	快走 40 分鐘 強度（RPE）：13	快走 40 分鐘 強度（RPE）：13
快走 40 分鐘 強度（RPE）：13	上下肢肌力訓練 強度（RPE）：14 次數：3 組	快走 40 分鐘 強度（RPE）：13	快走 40 分鐘 強度（RPE）：13

第八章
腎友合併下肢動脈硬化

慢性腎臟病友及透析腎友分別有 22％及 30.6％機會患有下肢動脈硬化問題，動脈硬化後提供給肌肉的血流就會不足，當耗氧量超過供氧量時就會出現缺血症狀。文獻指出，**腎友經過六個月的運動訓練後，由於一氧化氮的釋放使得血管內皮細胞舒張功能增加，可改善小腿血流，減少缺血風險。**

1. 運動建議訓練目標

類型	**間斷式下肢承重訓練**	**肌力訓練**（8 ～ 10 種肌肉群）
頻率	3 ～ 5 天	一週兩次（兩次間隔 24 小時）
強度（RPE）	疼痛分數 3 以內 6 ～ 9	14 ～ 16
次數（一組 8 ～ 12 下動作）	總共 30 ～ 45 分鐘（不含休息時間）	2 組

2. 運動注意事項

● 若是使用電動跑步機訓練，連續走超過 10 分鐘不感覺疼痛時，可以調整跑步機參數；若速度設定小於 3.2 公里，優先增加速度；若速度設定大於 3.2 公里，優先增加坡度。

- 鼓勵每天運動，並以「疼痛」作為活動量的指標，當疼痛加劇或是疼痛分數到 3 時就要停止運動。

- 當週訓練後疲憊感持續一天以上，請減少或持續當週運動量，下一週運動量不宜增加。

- **每次執行流程**：暖身 5 分鐘，然後快走 3 ～ 5 分鐘，到感覺疼痛時，請休息，等疼痛緩解後再進行緩和運動 5 分鐘，結束。

3.周邊動脈硬化疼痛分數

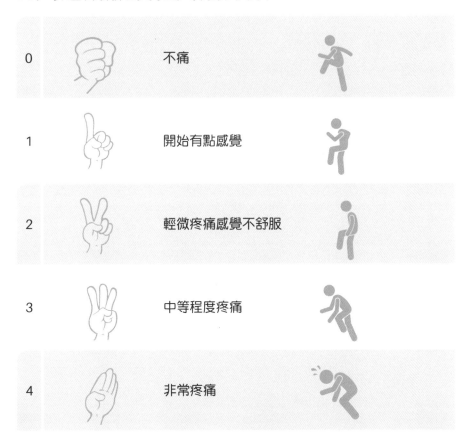

0	不痛
1	開始有點感覺
2	輕微疼痛感覺不舒服
3	中等程度疼痛
4	非常疼痛

4.六週運動處方

	星期一	星期二	星期三
第一週	快走三回合 強度（RPE）：6	上肢肌力訓練 強度（RPE）：13 次數：1 組	休息日
第二週	快走四回合 強度（RPE）：6	上肢肌力訓練 強度（RPE）：13 次數：2 組	休息日
第三週	快走五回合 強度（RPE）：7	上肢肌力訓練 強度（RPE）：14 次數：1 組	休息日
第四週	快走五回合 強度（RPE）：7	上肢肌力訓練 強度（RPE）：14 次數：2 組	休息日
第五週	快走六回合 強度（RPE）：8	上肢肌力訓練 強度（RPE）：15 次數：1 組	休息日
第六週	快走六回合 強度（RPE）：9	上肢肌力訓練 強度（RPE）：15 次數：2 組	休息日

※ RPE：代表自覺用力分數。

※ 快走一回合，是以疼痛為切點。當疼痛分數超過 3 分，即中等程度的痛感時，
　請停下來休息，待症狀緩和無痛感後再進行第二回合快走訓練。

※「快走」執行方式請參閱第 136 頁「步行訓練」。

※「上肢、下肢肌力訓練」執行方式請參閱第 140 頁。

	星期四	星期五	星期六	星期日
	快走三回合 強度（RPE）：6	下肢肌力訓練 強度（RPE）：13 次數：1組	快走三回合 強度（RPE）：6	休息日
	快走四回合 強度（RPE）：6	下肢肌力訓練 強度（RPE）：13 次數：2組	快走四回合 強度（RPE）：6	休息日
	快走五回合 強度（RPE）：7	下肢肌力訓練 強度（RPE）：14 次數：1組	快走五回合 強度（RPE）：7	休息日
	快走五回合 強度（RPE）：7	下肢肌力訓練 強度（RPE）：14 次數：2組	快走五回合 強度（RPE）：7	休息日
	快走六回合 強度（RPE）：8	下肢肌力訓練 強度（RPE）：15 次數：1組	快走六回合 強度（RPE）：8	休息日
	快走六回合 強度（RPE）：9	下肢肌力訓練 強度（RPE）：15 次數：2組	快走六回合 強度（RPE）：9	休息日

第九章
腎友合併下肢截肢

　　末期腎臟疾病是造成周邊動脈疾病的危險因子之一，以足部潰瘍來說，腎友因為下肢動脈血管病變，造成血液供應不足合併局部感染狀況惡化問題，可能導致下肢截肢，造成腎友的生活失能，生活品質下降，並導致較高的合併症或死亡率，相對也增加醫療照護的費用。

　　另外，截肢後的腎友，亦有可能會產生截肢肢體仍存在的感覺，以及不存在的肢體疼痛的感覺（幻肢疼痛）。根據統計截肢手術過後產生幻肢感覺及幻肢疼痛的機率分別是84％及 72％。且相較於沒有幻肢疼痛的患者，有幻肢疼痛的患者日常生活品質相對較差。

　　下肢截肢後的腎友，最主要的復健目的，是提升日常生活功能及獨立性，且使日後穿戴義肢的成功率提高。在臨床上偶爾會遇見，有些病人在截肢過後，不知道自己適合什麼樣的活動，或是以為要一直臥床休息，以致於一段時間後，雙腳都變得沒有力量，甚至連自己從床上坐起來都需要別人協助，更不用說下床活動了。

因此在截肢過後及早開始進行復健，可以避免因臥床造成的關節攣縮或是肌肉萎縮，且對於較年長的截肢者來說，儘早進行活動，也可以縮短穿戴義肢行走的等待時間，以及減少日後失能的風險。

1.運動建議訓練目標

類型	伸展運動	上下肢肌力訓練（上下肢各四塊肌肉）	平衡訓練	上肢手踏車運動
頻率	每週三次	一週2～3次（兩次間隔24小時）	2～3次	每週兩次
強度（RPE）	● 11～12 ● 伸展過程緩慢進行，以無痛為原則，將肌肉延展到緊繃且維持位置	12～5	14～15	13～14
次數（一組8～12下動作）	● 2組 ● 一開始停留約10～30秒，慢慢增加直到每個伸展達到60秒	● 2～3組	● 10組 ● 每個動作10秒	● 15～40分鐘

2.六週運動處方

	星期一	星期二	星期三
第一週	1.伸展運動 　強度（RPE）：12 　次數：2組 2.上下肌力訓練2組 　強度（RPE）：12 　次數：2組	1.手踏車運動 15 分鐘 　強度（RPE）：13 2.坐姿平衡訓練 10 分鐘 　強度（RPE）：14	1.伸展運動 　強度（RPE）：12 　次數：2組 2.上下肌力訓練 　強度（RPE）：12 　次數：2組
第二週	1.伸展運動 　強度（RPE）：12 　次數：2組 2.上下肌力訓練 　強度（RPE）：13 　次數：2組	1.手踏車運動 15 分鐘 　強度（RPE）：13 2.坐姿平衡訓練 10 分鐘 　強度（RPE）：14	1.伸展運動 　強度（RPE）：12 　次數：2組 2.上下肌力訓練 　強度（RPE）：13 　次數：2組
第三週	1.伸展運動 　強度（RPE）：12 　次數：2組 2.上下肌力訓練 　強度（RPE）：13 　次數：3組	1.手踏車運動 20 分鐘 　強度（RPE）：13 2.坐姿平衡訓練 15 分鐘 　強度（RPE）：14	1.伸展運動 　強度（RPE）：12 　次數：2組 2.上下肌力訓練 　強度（RPE）：13 　次數：3組
第四週	1.伸展運動 　強度（RPE）：12 　次數：2組 2.上下肌力訓練 　強度（RPE）：13 　次數：3組	1.手踏車運動 20 分鐘 　強度（RPE）：13 2.坐姿平衡訓練 15 分鐘 　強度（RPE）：15	1.伸展運動 　強度（RPE）：12 　次數：2組 2.上下肌力訓練 　強度（RPE）：13 　次數：3組

星期四	星期五	星期六	星期日
休息日	1. 手踏車運動 15 分鐘 　強度（RPE）：13 2. 坐姿平衡訓練 10 分鐘 　強度（RPE）：14	1. 伸展運動 　強度（RPE）：12 　次數：2 組 2. 上下肌力訓練 2 組 　強度（RPE）：12 　次數：2 組	休息日
休息日	1. 手踏車運動 15 分鐘 　強度（RPE）：13 2. 坐姿平衡訓練 10 分鐘 　強度（RPE）：14	1. 伸展運動 　強度（RPE）：12 　次數：2 組 2. 上下肌力訓練 　強度（RPE）：13 　次數：2 組	休息日
休息日	1. 手踏車運動 20 分鐘 　強度（RPE）：13 2. 坐姿平衡訓練 15 分鐘 　強度（RPE）：14	1. 伸展運動 　強度（RPE）：12 　次數：2 組 2. 上下肌力訓練 　強度（RPE）：13 　次數：3 組	休息日
休息日	1. 手踏車運動 20 分鐘 　強度（RPE）：13 2. 坐姿平衡訓練 15 分鐘 　強度（RPE）：15	1. 伸展運動 　強度（RPE）：12 　次數：2 組 2. 上下肌力訓練 　強度（RPE）：13 　次數：3 組	休息日

	星期一	星期二	星期三
第五週	1. 伸展運動 強度（RPE）：12 次數：2 組 2. 上下肌力訓練 強度（RPE）：14 次數：3 組	1. 手踏車運動 30 分鐘 強度（RPE）：13 2. 坐姿平衡訓練 15 分鐘 強度（RPE）：15	1. 伸展運動 強度（RPE）：12 次數：2 組 2. 上下肌力訓練 強度（RPE）：14 次數：3 組
第六週	1. 伸展運動 強度（RPE）：12 次數：2 組 2. 上下肌力訓練 強度（RPE）：14 次數：3 組	1. 手踏車運動 40 分鐘 強度（RPE）：14 2. 坐姿平衡訓練 15 分鐘 強度（RPE）：14	1. 伸展運動 強度（RPE）：12 次數：2 組 2. 上下肌力訓練 強度（RPE）：14 次數：3 組

※ RPE：代表自覺用力分數。

※「上下肢肌力訓練」執行方式請參閱第 140 頁及第 212 頁「截肢運動」。

※「坐姿平衡運動」執行方式請參閱第 216 頁。

3. 運動注意事項

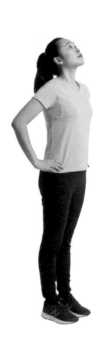

- 術後初期進行運動時，若出現疼痛加劇、腫脹增加、肌肉力量減弱或呼吸急促及心跳增加等狀況，請停止運動，並交由醫療團隊評估。

- 運動時，需要特別注意皮膚的保護，避免受傷，以免造成手術後更多的併發症。

- 截肢初期可以先尋求相關醫療團隊進行評估、運動建議及出院計畫。

	星期四	星期五	星期六	星期日
	休息日	1. 手踏車運動 30 分鐘 　 強度（RPE）：13 2. 坐姿平衡訓練 15 分鐘 　 強度（RPE）：15	1. 伸展運動 　 強度（RPE）：12 　 次數：2 組 2. 上下肌力訓練 　 強度（RPE）：14 　 次數：3 組	休息日
	休息日	1. 手踏車運動 40 分鐘 　 強度（RPE）：14 2. 坐姿平衡訓練 15 分鐘 　 強度（RPE）：14	1. 伸展運動 　 強度（RPE）：12 　 次數：2 組 2. 上下肌力訓練 　 強度（RPE）：14 　 次數：3 組	休息日

- 在截肢初期進行運動時需特別注意，建議使用適當的輔助及有一人陪伴在旁協助，避免下床活動時跌倒。截肢後，健側下肢變成唯一可支撐的肢體，因此健側下肢的肌肉力量顯得更為重要。殘肢的肌力訓練可為將來穿戴義肢做準備。上肢肌力訓練的目的可以讓腎友們要進行轉位活動或是使用輔具時，能有足夠的手臂力量支撐身體。

- **幻肢疼痛處理方式**：傷口狀況允許，即可利用按摩或是拍打殘肢的方式降低幻肢疼痛。每天 3 ～ 4 次，每次 10 ～ 15 分，先從肢體可以接受的程度逐漸增加拍打力量。

4.截肢運動

長期臥床者，也適合採用此類型運動。

(1) 膝上截肢者運動

① 大腿前側伸展

運動益處｜避免大腿前側肌群緊繃。

健身用品｜毛巾捲。

STEP1.
採趴姿，面朝左或右。

STEP2.
將毛巾捲放置在大腿末端，使大腿稍微離開床面，讓大腿前側感到緊繃即可。

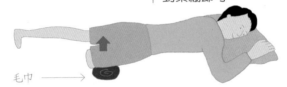

毛巾 ⟶

② 橋式運動

運動益處｜強化健側臀大肌以及膕旁肌，使站起或是行走時能夠更穩，同時也能訓練軀幹的穩定度。

分解動作 STEP1.
平躺，雙手伸直，將健側邊膝蓋彎曲，足部支撐於床面。

STEP2.
將臀部往上抬，離開床面，使身體呈一直線，維持5秒回到起始位動作。

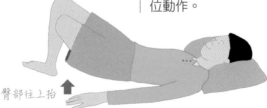

臀部往上抬

健身運動小提醒：
運動的過程不要憋氣，吐氣時用力，吸氣時回到起始動作。

③ 側抬腿

運動益處｜強化截肢側的臀中肌肌群，以增進穿戴義肢時，站立及行走穩定度。

STEP1.
側躺，使健側邊大腿置於下方，並彎曲膝蓋作為支撐。

STEP2.
確定身體呈一直線。

STEP3.
將上方的大腿，向天花板的方向抬起，維持 5 秒回到起始動作。

往上抬

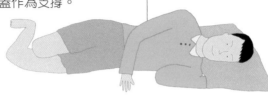

健身運動小提醒：
運動過程中，確保身體維持一直線，避免身體或臀部往前或後方傾倒。

④ 大腿內夾

運動益處｜強化大腿內側肌群。

健身用品｜枕頭。

STEP1.
平躺，將枕頭置於大腿之間。

STEP2.
將兩側大腿向內夾緊枕頭，維持 5 秒再放鬆。

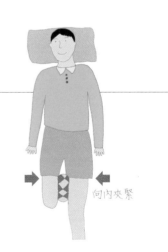

向內夾緊

⑵ 膝下截肢者運動

① 腿後肌伸展

運動益處｜伸展大腿後側肌群，避免肌肉緊縮或關節攣縮。

健身用品｜毛巾捲。

分解動作	STEP1. 平躺，將毛巾捲放置於腿部末端。	STEP2. 確保膝蓋伸直，不要彎曲。

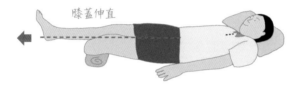

膝蓋伸直

健身運動小提醒：

不要將毛巾放置於膝窩後側的位置，且注意伸展過程中大腿沒有向內或向外旋轉。

② 橋式運動

運動益處｜強化健側臀部肌群，使站起或是行走時能夠更穩定。

分解動作	STEP1. 平躺，將健側邊膝蓋彎曲，足部支撐於床面。	STEP2. 將臀部離開床面，使身體呈一直線，維持 5 秒回到起始動作。

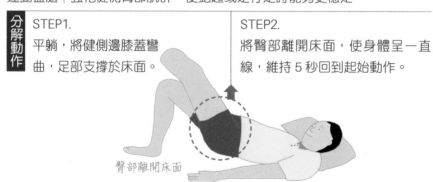

臀部離開床面

健身運動小提醒：

過程不憋氣，吐氣時用力，吸氣時回到起始動作。

③ 坐姿抬腿

運動益處｜強化大腿前側肌群，增進穿戴義肢後的站立及行走穩定度。

健身用品｜可靠背的椅子。

分解動作

STEP1.
坐於一張有靠背的椅子上，健側腳彎曲支撐於地面，截肢側膝蓋保持彎曲。

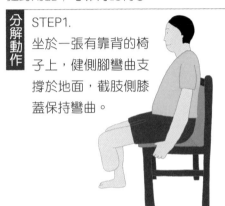

STEP2.
將截肢側膝蓋抬起，使大腿呈現一直線，維持 5 秒再回到起始動作。

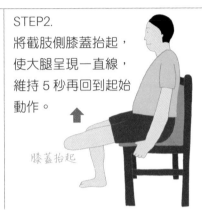

膝蓋抬起

健身運動小提醒：
訓練的過程中，上半身保持挺直，腰部不要過度拱起或駝背。

④ 膝伸直下壓

運動益處｜強化腿部前後側肌群。

分解動作

STEP1.
平躺，將健側邊膝蓋彎曲，足部支撐於床面，患側腳保持伸直。

STEP2.
將患側大腿出力往床面方向推壓，維持 5 秒再放鬆。

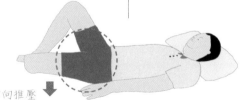

患側大腿
出力往床面方向推壓

健身運動小提醒：
過程中，保持膝蓋打直不彎曲。想像將膝窩往床面靠近的感覺。

(3) 坐姿平衡運動

① 坐姿前後搖擺

運動益處｜增加軀幹控制及穩定度，避免在轉位或是站立時身體不穩或晃動。

分解動作

STEP1.
坐於床邊，健側腳彎曲支撐於地面。

STEP2.
將雙手十指交握，並抬起。

STEP3.
將雙手水平往前方移動，使上半身向前彎曲到極限。

STEP4.
將上半身後傾到極限，再回到起始動作。

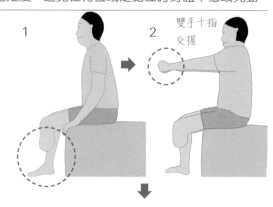

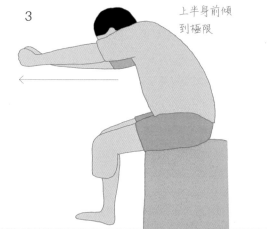

健身運動小提醒：
若坐姿平衡較不穩定的腎友，練習時建議一旁有人陪伴，並注意前後移動的幅度不需太大，漸進式的增加移動的角度。

⑷ 上肢肌力訓練

① 坐姿撐體運動

運動益處｜強化上臂肌群，使用助行器行走時能夠更安全更穩定。

健身用品｜有扶手及靠背的椅子。

分解動作	STEP1. 坐在一張有靠背及扶手的椅子上，雙手握住兩邊扶手。	STEP2. 雙手向下推，使手肘完全打直，並讓屁股稍微離開椅子，維持5秒回到起始動作，注意身體不要向前或後傾倒。

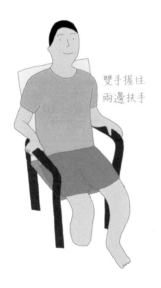

雙手握住兩邊扶手

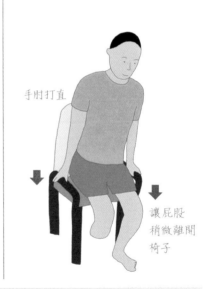

手肘打直

讓屁股稍微離開椅子

健身運動小提醒：

若坐姿平衡還沒有很穩定的腎友，建議先練習坐姿前後搖擺的運動，再嘗試此動作。請注意椅子的穩定度，以免椅子傾倒而受傷。

輔助腎友的復健設備與輔具清單

醫院復健科有一些輔助設備,皆需經專業人員指導使用。

復健設備

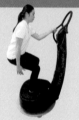

垂直震動儀器
刺激肌肉反射收縮,被動式增加肌肉量。

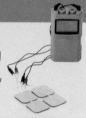

神經肌肉電刺激
刺激神經,誘導肌肉收縮,被動式維持肌肉量。

心電圖心臟復健
心電圖監測下執行較高強度訓練,可有效增進心肺適能。

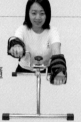

手踏車
腳踏車的變化運用,適合下肢截肢或脊髓損傷者。

輔具清單

起身扶手
肌肉無力、爆發力差者適用。

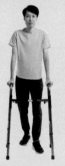

多功能穿脫鞋襪輔助器
骨質疏鬆、不易彎腰、容易姿位性低血壓者適用。

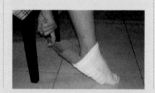

爬梯機
截肢患者行動輔具。

移位滑板

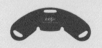

生活獨立輔具
如多功能取物夾。

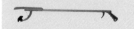

呼叫鈴
讓照顧者安心的輔具,照顧者無法與被照顧者在同一空間時可使用。

移位帶
當腎友因力氣不夠無法行走站立時,照顧者可以藉由移位帶來協助移動,避免腎友跌倒或是照顧者受傷。

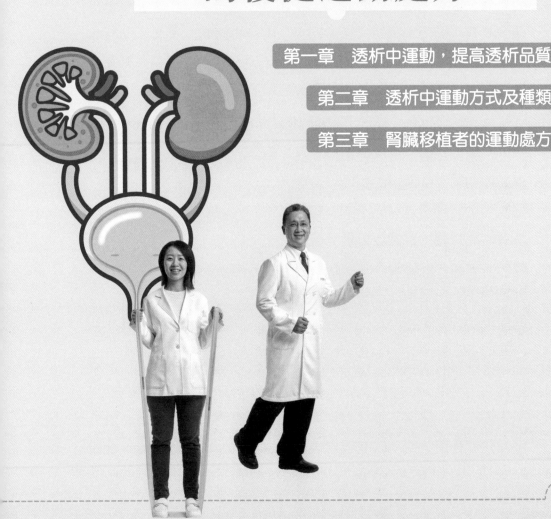

part7

透析腎友&腎臟移植者的復健運動處方

第一章　透析中運動，提高透析品質

第二章　透析中運動方式及種類

第三章　腎臟移植者的運動處方

第一章
透析中運動，提高透析品質

沒有透析時的一天……

早上六點起床，心想「今天不用透析，可以再睡一下。」睡醒，吃了早餐以後，又想「看個電視，滑個手機吧！」身體的毒素開始累積，感覺累累的，對自己說：「再休息一下好了！」吃完午飯，睡個午覺，本來該去散步一下，「今天偷懶一下吧！」賴床過後，沒多久又到了吃晚餐時間……一整天，找不到時間運動耶！No！No！不行喔！！因為會發生下面的惡性循環。

雖然自己的腎不行了，必須接受透析治療，但是，還是要保持活動、運動習慣，讓自己維持在良好的狀態下，這樣透析的效果會更好，人也能神清氣爽。不然，隨著洗腎時間拉長，身體走下坡，肌力流失、衰弱、失能的人生就在前方等著你了！只要稍微不偷懶，這樣的情況就不會發生了。

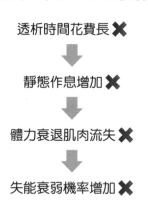

透析時間花費長 ✖
↓
靜態作息增加 ✖
↓
體力衰退肌肉流失 ✖
↓
失能衰弱機率增加 ✖

復健運動，其實一部分也是要透析腎友學習如何安排自己最佳的生活策略，維持生活品質，而不是只能當一個等待透析的人。過去十年來，醫學上嘗試用許多醫療或非醫療的方法來幫助透析腎友改善身體狀態。研究證實規則的運動有助於身體功能，增加

活動量可降低肌肉的流失，調節及適應因血液透析導致的體能下降情形。

在歐洲、澳洲及加拿大一些醫療院所已推行於透析中運動，最常推行的運動是床上腳踏車，另外也有一些新穎的運動法，包括阻抗運動、伸展、瑜伽及冥想。

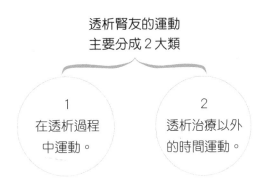

透析腎友的運動
主要分成 2 大類

| 1 在透析過程中運動。 | 2 透析治療以外的時間運動。 |

透析中進行有氧運動，肌肉纖維內的血流量會增加，因此會把總量相對較多的毒素藉由透析時一起排出體外，維持肌肉纖維的品質。

2017 年有一篇文獻分析過去的研究發現，透析中若能在專業人員的協助下進行適當的運動，可以改善透析時的效益，增加運動能力，進而改善生活品質。而且透析腎友能增加肌肉含量，會降低住院率及死亡率。

1.血液透析

(1) 透析前兩小時運動

若是血液透析腎友，一週需安排 2 ～ 3 次透析療程，一次透析治療加上往返的車程，幾乎就佔至少半天的時間了，所以要怎麼安排透析時間之外的運動時間呢？

過去許多研究都顯示透析中運動對身體機能有許多益處，尤其是透析的前兩個小時是相對安全的時間。若能好好利用這一段時間，且在專業人員監督下執行運動，不僅能減少肌肉流失，亦可降低失能衰弱的機會。

(2) 血管瘻管運動

血管瘻管是透析者的第二生命，一旦失去功能，無法透析，就可能會危及生命，所以一定要好好保護。但不是裝了血管瘻管就不能運動，尤其是血管瘻管的部位也是可以運動的，只要用對的方法，更可以增強血液通順流暢，強化肌肉組織。

A. 手握軟式網球、握力器、握拳等：

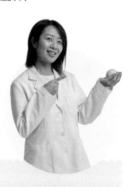

針對裝上血管瘻管的那一側手強化運動；手握緊、持續 5 秒後放鬆，握緊後放鬆算一下。每天 300 ～ 500 下，可分次進行，每次約 10 ～ 15 分鐘。

> **小提醒**
> 避免過度練習造成運動傷害（尤其是筋膜受傷）。

B. 手舉啞鈴：

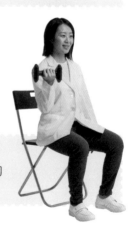

也可使用裝水的保特瓶替代。舉得動的重量就好，舉到手略酸就先停，休息夠了再繼續。

> **小提醒**
> 以不造成負荷為主，如果過重，反而可能造成血流的阻斷，而使瘻管功能損壞。

2.腹膜透析：透析時活動四肢

　　使用腹膜透析的腎友可以在透析中進行四肢簡單的活動，但需注意不要進行斜角動作，例如右手碰左腳，避免產生腹部壓力。

(1) 透析中運動的疑問解答 Q&A

Q1 在透析時運動，會不會影響透析效果？

A 不會的。一邊透析一邊運動，不會減少血漿廓清率，所以完全不用擔心，反而可以利用透析的時間進行部分肌力及心肺耐力的強化，一舉兩得。

Q2 透析中運動會不會拉壞血管瘻管（自體或人工血管）**？**

A 有接人工血管的手臂，不能在透析中運動。透析過程中，因為打針的緣故，血管瘻管側的肢體不能做大幅度的動作，只要把握好這個原則就行，其他肢體可以進行運動。

Q3 透析時就已經很累了，有必要在這個時候運動嗎？

A 就像您學生時期每天上學時念書，下課後就不一定想念書了，概念是一樣的。如果腎友平日已有規律運動的習慣，透析時不想運動也沒關係。

Q4 我躺著不動，血壓就很低了，運動會不會更差？

A 除非身體潛藏其他問題，正常來說，運動時血壓數值會升高，不用擔心血壓過低的問題。

Q5 有好好運動，就可以不用透析了嗎？

A 腎臟功能的退化與喪失，只能減緩，不能改善。運動，主要是在控制惡化因子，維持體能的最大化。

(2) 開始運動前請注意

在開始進行透析中運動前請注意，如果出現以下症狀，即不適合運動。過去三天出現症狀：水腫或腫脹、心悸、晚上難好睡、中重度疼痛、突發性異常疲憊、盜汗、（未運動時）收縮壓血壓＞180mmHg、透析第一個小時就有掉血壓的現象、（未運動）心率＞每分鐘120下。

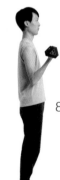

有這些症狀，請先就醫，把症狀處理好，取得醫師同意再開始運動。倘若不確定身體狀況，除了腎臟科，也可以至復健科尋求醫師與物理治療師的專業建議。

訓練強度

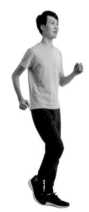

有氧訓練
20 ～ 30 分鐘

肌力訓練
8RM ～ 12RM×3 組

(3) 透析中運動的進行原則

①	②	③
先求有運動， 再求多運動。	時間先拉長， 重量慢慢加。	透析血管瘻管側 不執行訓練。

加拿大艾伯塔省有一個成功的模範透析中腳踏車運動計畫，目前也還在進行中，在此介紹其運動原則及計畫，可以當作對血液透析患者的運動指引。花蓮慈濟醫院的血液透析室，也提供病人踩腳踏車運動的設備。

所有血液透析患者在接受運動計畫之前都應接受完整的醫療歷史記錄，包括疾病、用藥史、過去手術、受傷、住院史、跌倒史、運動習慣、目前的生活狀況及日常生活的活動能力。血液檢查的基本評估也是必要的項目。

患者如具有以下任何一項，需接受醫生的進一步評估，或是不應加入運動計畫：

- 不穩定的心臟狀態（心絞痛、無法代償的心衰竭、無法控制的心律不整等）

- 身體限制造成無法使用腳踏車

- 血糖控制不良

- 急性感染或生病中

- 透析瘻管或管路功能不佳

冗長的檢查確實在臨床執行上會有困難，護理人員與患者的時間配合是很大的考驗。可以藉由檢查結果與成效引起患者的動機。依照病人狀況選擇適合的評估工具。例如：年紀大或行動不

便者可能無法完成 30 秒站坐測試，因此需要選擇替代方式來達成評估。

運動計畫進行前，應先完成日常運動安全評估。護理師或物理治療師皆可協助完成。如果患者符合安全評估，**建議剛開始讓病人做一次 5 ～ 10 分鐘的腳踏車試踩，循序漸進的增加強度及時間。**適當的 5 分鐘暖身及 5 分鐘緩和運動是必要的。

運動前、運動中與運動後的氧氣濃度及生命徵象皆須規則監測。建議可使用「自覺用力分數表」（RPE）（或稱博格量表 Borg scale）來評估運動強度。高危險患者記得定期篩檢，每週做一次評估，並進行詳細防跌評估，也可藉由衛教及症狀管理來減輕之後跌倒的風險。

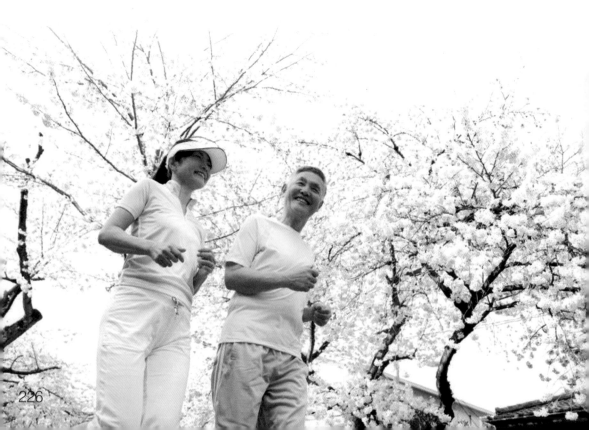

第二章
透析中運動方式及種類

目前運動方式及種類的建議為依照病人狀態，綜合不同種類運動方式，包括：有氧運動、阻力運動、柔軟度訓練及平衡訓練，以達到全方位的好處。

(1) 有氧運動

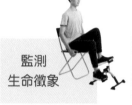

血液透析的前兩小時進行	一週三次	建議30～40分鐘的運動訓練	最常用的是踩腳踏車	監測生命徵象

(2) 阻力運動

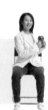

一週兩次	1～2週期的12～15次動作循環	可使用彈力帶、啞鈴或重力帶	可於非透析時執行	血管瘻管上肢不要運動

(3) 柔軟度訓練

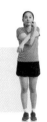

一週5～7天	保持伸展至「輕微張力」，一次20～30秒	每次10分鐘的全身常規訓練

(4) 平衡訓練

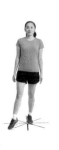

高風險跌倒的人，鼓勵盡量每天進行靜態及動態的平衡訓練。

運動案例④
五十肩（沾黏性肩關節囊炎）

姓名：小花阿姨　年齡：56 歲　職業：家管
病症：五十肩（沾黏性肩關節囊炎）

小花阿姨，56 歲，年輕時務農，因糖尿病而導致腎臟惡化進行血液透析治療，至今十年。最近透析時常喊肩部疼痛，請阿姨將手抬高，有抬手困難及疼痛的情形，詢問阿姨在家中是否也會如此疼痛，表示早上起床時特別痛，過一會兒會比較舒緩，可是還是會痛，尤其要抬高手的時候特別痛。阿姨說脫衣服時讓她太痛了，所以最近都改穿前扣或前面有拉鍊的衣服，方便穿脫。

● **護理師這麼說**────

評估小花阿姨平日透析狀態均平順，透析中少有血壓下降的情形，且營養足夠，透析清除率在 1.2 左右，沒有貧血情形。因為肩部疼痛，透析中，不但透析側的肢體不敢動，連另一側也怕動到引起疼痛，所以整個透析的過程很難放鬆，很不舒服。

醫師建議打止痛劑，但小花阿姨表示能不打針就不打針，所以有幾次就因為疼痛難耐而要求提前收機（當天洗腎結束），最近提前收機的頻率愈來愈高，所以我們建議阿姨到復健科進行檢查評估，以免因為疼痛常提早收機，有可能會使透析清除率下降，使毒素及水分排不乾淨。

小花阿姨至復健科檢查後確診為沾黏性肩關節囊炎，也就是俗稱的「五十肩」，可能是阿姨工作長年累月下來導致肩部反覆受傷。復健科醫師給予肩部的運動處方治療。

Q 什麼是沾黏性肩關節囊炎？常發生在那些人身上？

A 關節囊是位於關節之中的緩衝墊，主要是讓關節產生動作時給予支撐，當關節囊發炎時，就會使肩膀動作受限且疼痛，好發在 50 歲左右，所以俗稱五十肩，而女性好發率比男性高。

● **物理治療師這樣說**——

治療肩關節囊炎，可以利用電療儀器降低疼痛感。或是由物理治療師徒手進行關節鬆動術，拉開沾黏的關節囊並增加角度。合適的運動包含牽拉運動與肌力訓練。

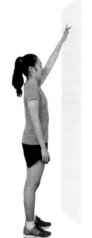

也提醒有五十肩的人，要常常變換姿勢。因為當同一個姿勢維持太久時，會造成肌肉張力不平衡，長時間下來使身體受力不平均，局部血液循環不佳等，增加了肩部發炎的風險，最好每 30 分鐘就換一個姿勢，同時進行伸展運動，維持關節與肌肉健康。

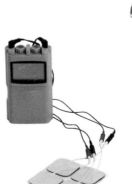

(5) 牽拉運動

- ### 手指爬牆

  將手放置於前方牆壁之上，一隻一隻手指慢慢向上爬升，
  直到肩膀緊繃到無法再往前的感覺時，停留 15 ～ 30 秒，
  反覆執行 5 次。

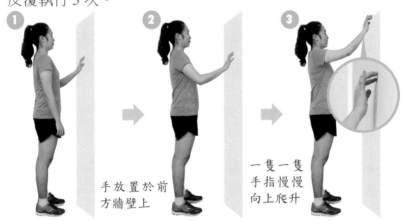

手放置於前
方牆壁上

一隻一隻
手指慢慢
向上爬升

- ### 毛巾牽拉

  將患處手放在後背，兩手抓一條毛巾的兩端，利用健康側
  手向上拉直到肩關節有緊繃感時停留 15 ～ 30 秒，反覆執
  行 5 次。

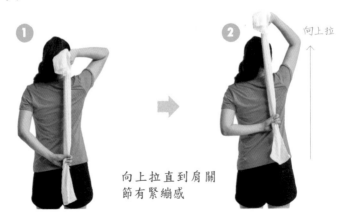

向上拉

向上拉直到肩關
節有緊繃感

⑹ 肌力訓練

● 肩胛骨後夾

將彈力帶固定於前方，雙手握住彈力帶，將雙手往後拉且手肘彎曲夾緊身體，肩胛骨同時夾緊且下壓，動作維持 10 秒，反覆 10 次，3 ～ 5 回合。

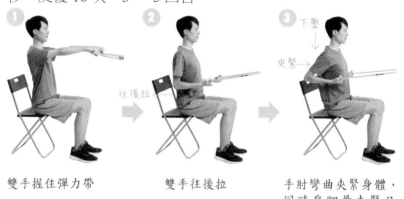

雙手握住彈力帶　　　　雙手往後拉　　　　手肘彎曲夾緊身體，同時肩胛骨夾緊且下壓

● 旋轉肌群訓練

將毛巾捲放置於腋下且夾住，手臂向前抬高 30 度，手抓著彈力帶且向外側拉，肩胛骨同時夾緊且下壓，動作維持 10 秒，反覆 10 次，3 ～ 5 回合。

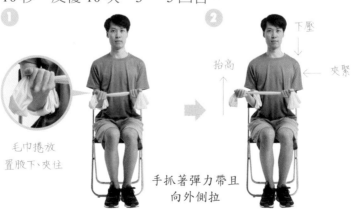

毛巾捲放置腋下、夾住

手抓著彈力帶且向外側拉

第三章
腎臟移植者的運動處方

腎臟移植的腎友，身體狀況已較透析時好，此時為了延長新腎的功能壽命，適度的運動是最重要的！

在此的運動處方，包含移植手術後的立即復健，一直到術後長期的運動。

1.移植手術住院期注意事項

植入腎臟的地方，通常在右下或是左下腹部，注意不要動到傷口。移植手術後，在加護病房觀察約 3 天，恢復良好就會轉到普通病房。**住院期間，只要身體狀況允許，就可以先練習床上起身成坐姿與深呼吸運動。**在病床上進行簡單的手腳運動。漸進式進展到下床，做踏步走路的運動。

術後穩定就可以照會復健科，由物理治療師協助更多的活動與復健運動。從手術開始計算約住院一到兩週即可出院。出院前可以跟物理治療師討論出院初期的運動計畫。但**如果發燒，要暫停運動。**

2.剛出院到出院後六週的運動建議

走路與輕鬆的踩腳踏車是最好的運動，目標是逐漸進展到持續 30 分鐘。在術後 6 週內禁止過度用力提重物或是用力推拉的動作，減少腹壓過高影響到腎臟移植結果。

術後 6 週之後，才能開始有性行為。務必小心別壓迫到腹部移植處。如果出現發燒或是尿量減少、移植處腫脹疼痛加劇，請停止運動並且回來外科接受複診。

3.術後六週過後的運動處方

恭喜您！成功脫離洗腎的日子，可以回到像一般人正常的運動模式。期間需持續觀察可能出現的排斥反應：發燒、尿量減少、甚至是移植處腫脹疼痛，如出現排斥反應請停止運動，並盡快找移植科團隊評估及處理。

術後六週適合的運動包含三種類型：**有氧運動、肌力訓練、伸展運動**。

 術後六週適合的運動

類型	有氧運動	肌力訓練 （8～10種肌肉群）	伸展運動
頻率	一週至少 3 天	一週 2～3 天	最好天天做
強度 （RPE）	● 11～12 漸增 　至 14～17	13～15	9～11
次數（一 組8～12 下動作）	● 30～60 分鐘	● 2～5 組動作	● 3組 ● 一個動作持續 30 秒

4.為新手設計的一週運動菜單

	星期一	星期二	星期三
第一週	● 有氧 15 分鐘 ● 自覺用力分數 （RPE：12）有點吃力	上肢 5 組肌力訓練 15RM → 1 組	休息日
第二週	● 有氧 15 分鐘 ● 自覺用力分數 （RPE：13）有點吃力	上肢 5 組肌力訓練 15RM → 2 組	休息日
第三週	● 有氧 20 分鐘 ● 自覺用力分數 （RPE：13）有點吃力	上肢 5 組肌力訓練 15RM → 3 組	休息日
第四週	● 有氧 30 分鐘 ● 自覺用力分數 （RPE：14）吃力	上肢 5 組肌力訓練 10RM → 1 組	休息日
第五週	● 有氧 40 分鐘 ● 自覺用力分數 （RPE：15）吃力	上肢 5 組肌力訓練 10RM → 2 組	休息日
第六週	● 有氧 50 分鐘 ● 自覺用力分數 （RPE：15）吃力	上肢 5 組肌力訓練 10RM → 3 組	休息日

※ RPE：代表自覺用力分數。

※ 若您是運動老手，就不需要限制了。

※ RM：最大重複次數。

星期四	星期五	星期六	星期日
有氧 15 分鐘	下肢 5 組肌力訓練 15RM → 1 組	休息日	有氧 15 分鐘
有氧 15 分鐘	下肢 5 組肌力訓練 15RM → 2 組	休息日	有氧 15 分鐘
有氧 20 分鐘	下肢 5 組肌力訓練 15RM → 3 組	休息日	● 有氧 20 分鐘 ● 自覺用力分數 （RPE：13）有點吃力
● 有氧 30 分鐘 ● 自覺用力分數 （RPE：14）吃力	下肢 5 組肌力訓練 10RM → 1 組	休息日	● 有氧 30 分鐘 ● 自覺用力分數 （RPE：14）吃力
有氧 40 分鐘 RPE：15	下肢 5 組肌力訓練 10RM → 2 組	休息日	有氧 40 分鐘 RPE：15
● 有氧 50 分鐘 ● 自覺用力分數 （RPE：15）吃力	下肢 5 組肌力訓練 10 RM → 3 組	休息日	● 有氧 50 分鐘 ● 自覺用力分數 （RPE：15）吃力

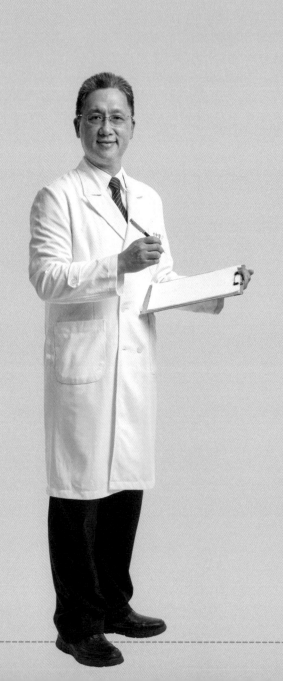

part8

除了運動顧腎，
營養與中醫保健更加分

第一章　給腎友的營養建議

第二章　慢性腎臟病的中醫經絡穴位保健

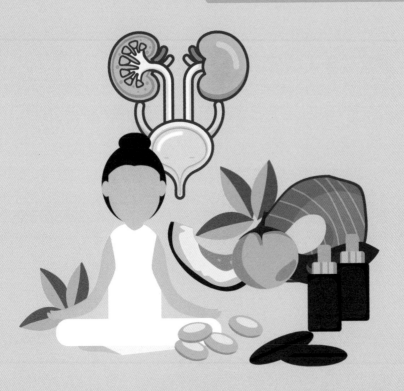

第一章
給腎友的營養建議

1.未洗腎前：低蛋白質飲食，但不能沒有蛋白質

　　被診斷為有腎臟病的病友，常會聽到街坊鄰居以訛傳訛，說腎臟不好的人蛋白質含量高的食物不能吃太多，就連吃都不敢吃，但**如果體內長期欠缺蛋白質，不僅會掉髮、指甲變形，嚴重的會營養不良、肌肉流失，並增加死亡的風險。**因為蛋白質屬於六大類營養素之一，是維持肌肉、細胞組織生長及正常生理代謝運作不可或缺的營養素。

表一、健康成年人的蛋白質每日建議攝取量

體重／每日蛋白質 0.9～1.2 克／公斤體重	40 公斤	50 公斤	60 公斤	70 公斤	80 公斤
建議蛋白質攝取量（克）	36～48	45～60	54～72	63～84	72～96
每日豆蛋類（份數）	3～4	4～5	4～6	5～7	6～8
全穀雜糧類（份數）	8	10	12	14	16

※ 每日豆蛋類攝取份數，為參考建議量，實際攝取量請與營養師諮詢討論為宜。

對於一般健康成人來說，每天每公斤體重需要 0.9 ～ 1.2 克的蛋白質，相對應的食物份量換算可參考（表一）及（表二）。年紀較長的族群，與年輕人相比消化吸收率較差，也容易有肌肉流失的風險，因此也**建議大於 70 歲的人，至少每天攝取每公斤體重 1.0 克以上的蛋白質。**

但有**慢性腎臟病的病友，必須要以「低蛋白質飲食」為原則。**原因是蛋白質產生的廢物是尿毒素，最後都會經由腎臟清除代謝，所以必須嚴格控制蛋白質的攝取量，以減輕腎臟的負荷。

表二、蛋白質份量代換（每一份量約 7 克的蛋白質）

常見含蛋白質食物種類	份量（食材以未煮前的重量）
大豆及其製品	= 黃豆（20 克）或毛豆（50 克）或黑豆（25 克）
	= 無糖豆漿 1 杯 190 毫升
	= 傳統豆腐 3 格（80 克）或嫩豆腐半盒（140 克）
	= 方形油豆腐一塊或三角油豆腐 2 塊（55 克）
	= 小四角方豆乾兩片
	= 百頁豆腐（50 克）
	= 黑豆乾 1/3 塊（55 克）
	= 乾豆包一片（25 克）
	= 干絲 40 克
	= 素火腿片約薄片 4 片（55 克）
蛋類	= 雞蛋一顆 = 蛋白 70 克 = 鴨蛋一個 = 鵪鶉蛋 5 個

每日蛋白質食物份數：為一天豆蛋類份數攝取量（已扣除每日攝取全穀雜糧類中的蛋白質含量）。

低蛋白質飲食的原則，即以每個人的體重來計算每天的蛋白質攝取量，每公斤體重的攝取量為 0.6 ～ 0.8 克，就是在能夠達到維持基本生理所需的情況下，盡可能的降低腎臟需要額外工作的負擔，請參考「表三」。

表三、慢性腎臟病者預防肌少症建議攝取量與上限量

		第 1 ～ 3 期	
慢性腎臟病分期		＜ 65 歲	65 歲以上
蛋白質建議量 （克／公斤體重）		0.6 ～ 0.8	1.0 ～ 1.2
每日蛋白質建議攝取量（克數）及每日蛋白質（份數）	40 公斤	24 ～ 32 （2 ～ 3 份）	40 ～ 48 （3 ～ 4 份）
	50 公斤	30 ～ 40 （3 ～ 4 份）	50 ～ 60 （4 ～ 5 份）
	60 公斤	36 ～ 48 （3 ～ 4 份）	60 ～ 72 （5 ～ 6 份）
	70 公斤	42 ～ 56 （3 ～ 4 份）	70 ～ 84 （6 ～ 8 份）
	80 公斤	48 ～ 64 （4 ～ 5 份）	80 ～ 96 （8 ～ 10 份）

※ 每日蛋白質食物份數：為一天豆蛋類份數攝取量（已扣除每日攝取全穀雜糧類中的蛋白質含量）。

※ 此表格內容為參考建議量，實際攝取量經由營養師評估後較適當。

舉例來說，一位 70 公斤的男性，原本腎功能健康時每天約需 5 ～ 7 份（塊）豆蛋類，診斷罹患初期腎臟病就變成每天 4 份（塊），到了腎臟病中後期就再減至每天只要 3 份（塊）。簡單來說，就是以前攝取的豆蛋類，再減少三分之一或一半。

第 4 ～ 5 期		洗腎（血液透析與腹膜透析）	
＜65 歲	65 歲以上	透析治療	為預防肌少症可增加的量
0.6	0.8	1.2 ～ 1.3	1.3
24（2 份）	32（3 份）	48 ～ 52（4 ～ 5 份）	52（5 份）
30（3 份）	40（3 ～ 4 份）	60 ～ 65（6 ～ 7 份）	65（7 份）
36（3 份）	48（4 份）	72 ～ 78（7 ～ 8 份）	78（8 份）
42（3 份）	56（4 份）	84 ～ 91（8 ～ 9 份）	91（9 份）
48（4 份）	64（5 份）	96 ～ 104（9 ～ 10 份）	104（10 份）

2. 洗腎期間：攝取的蛋白質需高於未洗腎前，尤其是高生物價蛋白質

至於已開始洗腎的病友，無論是血液透析或腹膜透析，此階段必須「增加蛋白質的攝取」，因為每次透析的過程約流失 6 ～ 8 克的氨基酸、胜肽及少量蛋白質。此時不需再以低蛋白飲食為原則，反而需要攝取足夠的蛋白質，而且一半以上需為高生物價蛋白質類食物，可參考「表四」。

相較於血液透析者的蛋白質需求量，約每天每公斤乾體重 1.2 克；以腹膜透析方式流失的蛋白質較多，所以需求量略高，為每天每公斤乾體重 1.2 ～ 1.3 克的蛋白質。

表四、優質蛋白質食物選擇

常見優質蛋白質食物種類	不完全蛋白質 （需與優質蛋白質互補攝取）
大豆 （黃豆、黑豆、毛豆）	全穀雜糧類 （米、小麥、玉米、南瓜、地瓜、山藥、馬鈴薯、薏仁、蓮子、紅豆、綠豆、鷹嘴豆、蠶豆）
豆製品 （豆漿、豆皮、豆腐、豆乾）	
蛋類	麵粉製品 （麵包、麵條、麵腸、麵輪、麵筋、烤麩）
乳品類 （鮮奶、起司、優格、優酪乳） ※ 乳品類磷含量高，建議腎友盡量少碰。	蔬菜類 （蘿蔔、大番茄、茄子、甜椒、瓜類、菇類、葉菜類等）

不完全蛋白質的食物，胺基酸的種類或含量較不足，不建議單獨食用。在同一餐，把不完全蛋白質與完全蛋白質的食物搭配食用，營養才會充足喔。

營養師小叮嚀：豆類除了含有優質的蛋白質外，相較於魚肉類的不飽和脂酸及膳食纖維含量高，同時具有不含膽固醇等優點，對於有三高疾病的腎友是不錯的選擇。

3.腎友預防肌少症，蛋白質控制與熱量充足

肌少症，顧名思義，即是肌肉質量的減少及肌肉力量的降低，導致肌耐力及身體代謝能力下降、體脂肪比例增加等生理現象。

一般來說，年輕時，身體組成中的肌肉含量較高，肌肉量約在 25～30 歲左右達到高峰，接著在 30 歲之後到 70 歲間，平均每 10 年會流失 6～8% 的肌肉量，且隨著年紀增加，肌肉流失的速度會變快；所以人到了六、七十歲以後，活動力不免降低，行走、坐、站、上下樓梯、舉起物品等動作變緩慢或無力，甚至會有平衡障礙、難以站立、容易跌倒等狀況。

近年有研究指出，第 3～5 期的慢性腎臟病人，約四成有肌少症，其中蛋白質或熱量攝取不足往往是主要原因之一，與蛋白質攝取不足或腎臟病引起的食欲不振有關。有研究針對慢性腎病變患者，以每公斤體重 0.28 克的極低蛋白質飲食，相較於每公斤體重 0.58 克的低蛋白質飲食來做比較，前者的死亡率增加為兩倍。更有研究發現，接受透析治療者的蛋白質攝取量若低於每公斤體重 1.2 克，會提高肌少症的發生。

目前台灣腎臟醫學會認定慢性腎臟病患者每天蛋白質攝取不應超過 0.8 克，而進入洗腎的腎友，蛋白質攝取則應至少每天每公斤體重 1.2 克。例如體重 60 公斤的人，在洗腎前的慢性腎病階段，每天最多 48 克蛋白質，在每餐有吃 8 分碗（一碗飯約有 8 克的蛋白質）的情況下，每天約吃 4 份的豆蛋類。而開始洗腎後，每天至少要攝取 78 克蛋白質，每餐都吃到約一碗飯，豆蛋類一天建議約吃 8 ～ 9 份才夠。

在飲食中，攝取的熱量也需足夠，每天每公斤體重需 30 ～ 35 大卡，以免好不容易攝取足夠的蛋白質被白白浪費。

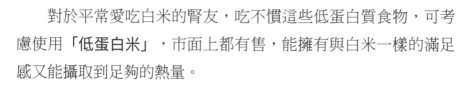

慢性腎病階段的腎友，在控制飲食中蛋白質攝取又要攝取足夠的熱量，可以從提高醣類或油脂的比例著手。前者不妨選擇**低氮澱粉類**（蛋白質含量極低的澱粉）的食物，如冬粉、米粉、河粉等替代白米或麵條，也有一些蓮藕粉、地瓜粉、太白粉等製品，如水晶餃、腸粉等（以吃外皮為主，外皮屬低氮澱粉）。同時也要注意調味料，以免蛋白質及鈉鉀磷攝取過量，低氮澱粉種類可參考「表五」。

對於平常愛吃白米的腎友，吃不慣這些低蛋白質食物，可考慮使用「**低蛋白米**」，市面上都有售，能擁有與白米一樣的滿足感又能攝取到足夠的熱量。

而如果需要控制血糖或合併有糖尿病的腎友，則以增加油脂的攝取，如食物烹調以炒、煎、拌油等方式，而烹調用油也以植

物性的橄欖油、葵花油、苦茶油等代替豬油、牛油等飽和脂肪酸較高的油脂，減少心血管疾病發生的風險。

除了飲食攝取均衡、熱量足夠及蛋白質的份量拿捏得宜之外，平時蛋白質來源，要有一半以上屬於高生物價蛋白質，如蛋類、豆類，植物性蛋白質來源有許多的優點，不像肉品可能有抗生素或瘦肉精問題，或是一些深海大型魚類，如旗魚、鮭魚、鮪魚等有重金屬疑慮。

另外多運動並從事戶外活動，每天曬太陽（約 15 ～ 30 分鐘），讓身體自行合成足夠的維生素 D，一般上午 10 點到下午 3 點產生維生素 D 的效果最好，但最好避開中午時段較不易曬傷，建議早上 10 點左右與下午 3 點之後陽光較弱時較佳，不僅可以提高骨密度，保有健康的骨骼，同時也能改善肌肉流失，有效維持肌肉量，才是預防肌少症的最佳的解決之道。

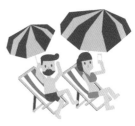

表五、慢性腎友補充熱量的食物來源

醣類 （低氮澱粉）	1. 低氮澱粉，如：低蛋白米、冬粉、米粉、米苔目、板條、太白粉、地瓜粉、蓮藕粉、QQ粉圓，如炒米粉、粉圓藕粉湯。 2. 精緻醣類，如：冰糖、薑糖、蜂蜜，但有糖尿病或高血糖的腎友不建議使用。
油脂類	植物性油，如：苦茶油、橄欖油、葵花油等，可用炒、煎或拌油等方式烹調。
腎臟專用營養品 （市售配方）	未洗腎專用（慢性腎臟病低蛋白）配方奶。 洗腎專用配方奶。

⑴ 腎友預防肌少症，可以這麼做！

飲食上	● 有慢性腎臟病，腎友每天仍可攝取足夠蛋白質，建議量最多不超過為每天每公斤乾體重 0.8 克。 ● 65 歲以上的第 1～3 期腎友，蛋白質可增加至每公斤乾體重 1～1.2 克，第 4～5 期才需較嚴格限制蛋白質攝取至 0.8 克。 ● 蛋白質攝取量需有一半以上為優質（高生物價）蛋白質食物。優質的蛋白質來源，如：蛋類及豆製品（如豆腐、豆包、豆乾、豆漿等）。
生活習慣	● 每週至少三次，一次 20～30 分鐘，進行規律的阻力性運動以維持肌力及肌耐力。 ● 訓練肌力的運動包含伏地（扶牆）挺身、靠牆深蹲、拉彈力帶（繩）、舉水瓶或啞鈴，都是不錯的方式。 ● 多接觸大自然，去戶外走走，運動兼曬太陽，鍛鍊肌力同時維持骨骼密度，一舉兩得。

腎臟病患者除了適當的運動，是否可採行「生酮飲食」？

生酮飲食（ketogenic diet），是一種攝取高脂肪、低碳水化合物的飲食方式；藉由攝取過量的脂肪，不吃碳水化合物，讓血中產生大量酮體，最早是用來治療癲癇的食療方法。近年來因為肥胖問題日盛，不少名人採用生酮飲食法成功減重而廣為人知。

運動加上生酮飲食，成為近期很夯的熱門話題，因為有助於體重管理，但長期實行生酮飲食會造成營養不均衡，增加酮酸中毒、脫水和腎結石風險，患有腎臟疾病的人應避免採用。

4. 運動要如何補充水分？

運動應如何「精準」喝水？營養師歸納兩種情境進行分析：

① 正常人可以尊重自己身體的感覺來攝取水分。一般建議運動前後 30 分鐘到 1 小時可以補充 300 到 500 CC 左右的水，每 15 分鐘的運動再補充 150 CC 的水。除了讓自己不口渴外、另一個觀察的重點就是讓我們的小便維持淡淡的黃色，這是身體告訴我們已達到適當喝水量的最佳證據。

② 若是患有慢性疾病的人、尤其是心、肝、腎功能不良的人，應該和您的醫師討論一下適當的喝水量。自我觀察的重點就是體重維持穩定、下肢不能有明顯的水腫。初期保守的作法是平均的每日尿量加上 500CC 即是每天安全的水分攝取量，當然大量流汗時，可依狀況增加。

③ 如果已進行透析治療或需要限水時，對於運動時的水分攝取及補充，仍需「酌量」，小口喝水的方式補充，並將飲用的水分控制在目標範圍內，不宜增加太多。至於喝甚麼水才是最好的呢？答案就是「白開水」。但是在某些特定的狀況，例如大量流汗或是拉肚子、我們可以在開水中加少許的鹽，或是稀釋的運動飲料，可補充流失的電解質。

第二章
慢性腎臟病的中醫經絡穴位保健

　　根據健保署統計，台灣慢性腎衰竭合併尿毒症而需長期洗腎的患者已達 9 萬多人，每年耗用的健保醫療費用逾 400 億。顯見腎臟疾病對民眾健康威脅之鉅，實不容小覷。

　　慢性腎臟病常見的病癥有蛋白尿、水腫、高血壓、腰痛、血尿、少尿或多尿、頻尿、尿急、疲倦，或併有神經系統症狀（如頭痛、嘔吐等）、血液及消化系統症狀（如貧血、噁心、嘔吐等）。根據國健署的調查發現，高達九成以上的人不知自己已進入慢性腎臟病第三期，甚至有不少病人在發現自己的腎臟出問題時，都已經是進入最後第二期的階段。

1. 中醫學理的腎有什麼功能？

　　中醫所說的「腎」是屬於全身多個系統功能的集合，中醫的腎包含了生殖系統、泌尿系統、骨骼系統、內分泌系統、免疫系統、下視丘↔腦下垂體↔腎上腺系統等，至於「腎氣」則是指這些系統的功能狀況。

　　中醫典籍《黃帝內經》提到：「腎生骨髓，腎主耳，在志為恐，恐傷腎」、「藏精，主生殖、生長、發育，開竅於二陰，生髓、充腦、主骨、化血，主水液，納氣」。

腎生骨髓，指的是腎與骨骼的生長發育有密切關係。對骨髓的生長與造血也有促進作用，腎氣足的人，骨骼與牙齒會強壯堅固，腎氣虛的人齒牙則易動搖，容易脫落，常感覺腰膝痠軟或疼痛。

　　腎的功能與人體水液的代謝和排泄密切相關。如小便清長（顏色較清且量多）、遺尿、尿失禁或尿少、身腫、五更泄瀉（黎明時腹痛、腹鳴、拉肚子）等，都和腎氣不足有關。

　　另外，腎的功能還包含**生殖能力**以及**人的生命活動力**。中醫認為，人體由發育至衰老、死亡，是腎氣由盛而衰的結果。男性如果腎虛便會陽萎、遺精、精蟲稀少不孕。女性如果腎虛便有月經量少、閉經、子宮虛寒、不孕及老化等症狀。

　　綜上所述人體的外形、生理功能與活動力都與「腎」息息相關。中醫學則認為先天精氣的持久和抗衰老息息相關，而人體的先天精氣是由「腎」統籌管轄，經由調理腎的陰陽，便可強化生命中的抗衰老機制。因此我們若能愈早開始注意調理「腎」，平衡腎氣的陰陽，就能減少很多慢性腎臟疾病。

2.西醫精準診斷，中醫輔助治療

　　慢性腎臟病除了使用西醫治療掌握疾病準確度之外，因中醫治療是全面整體的考量，所以使用中醫藥介入輔助治療慢性腎臟病也漸為現行趨勢，健保署也於 2020 年開始推展**中醫慢性腎臟病門診加強照護計畫**。藉由針灸、中藥、整脊、按摩復健手法等治療方式來延緩腎衰竭，以及治療水腫、各種疼痛、關節炎、皮膚搔癢、心血管疾病、焦慮、失眠、疲倦、憂鬱等併發症。

若要減輕腎臟負擔，就要減少服用不必要的藥物，並將腎臟僅剩的功能正常發揮出來，進而減緩慢性腎臟病的進展。

患者可以藉由於經絡穴位做針灸、推拿和按摩治療就可達到輔助療效，其優點在於透過改變神經傳導物質及內分泌來達到治療效果，而且不須擔心服用藥物而產生的殘留或副作用，不會增加腎臟的代謝負擔，且仍然可以接受常規的西藥治療，不需要停藥，這項合併治療有相輔相成的效果。

3. 在家穴道按摩，提高生活品質

慢性腎臟病友除了可接受中醫師針灸及推拿治療之外，在家也可以自己作穴道按摩來改善一些不適的症狀。據醫學研究顯示，穴道按摩是一種非侵入性治療方法，利用按摩穴位，以刺激身體能量的平衡，促進健康和舒適。

據研究分析腎臟病患者多偏氣虛體質，治療上需以補腎氣來改善腎臟功能，平時可以多按摩湧泉穴（詳見第 252 頁）與太谿穴（詳見第 252 頁）來達到補腎氣的療效。《黃帝內經》上說：「腎出於湧泉，湧泉者足心也。」意思是說：腎經之氣猶如源泉之水，來源於足下，湧出灌溉周身四肢各處。可見，經常按摩湧泉穴，可以使人腎精充足、耳聰目明、精神充沛、性功能強盛、腰膝壯實不軟、行走有力。

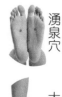
湧泉穴

太谿穴

太谿穴是腎經的原穴，是匯聚腎經元氣之源，刺激太谿穴具有明顯提高腎功能的作用。所以可以經常按揉太谿穴，每次 5 分

鐘左右即可，不必拘泥於方法，在腎經的流注時間，即傍晚五點到七點時，按摩的效果更佳，按揉時可用對側手的拇指按揉，也可以使用按摩棒按揉，按揉的力度要有痠脹及麻麻的感覺。

(1) 改善慢性腎臟病症狀的穴位

另外，慢性腎臟病友常會伴有以下症狀，可以利用適當穴位的按揉來達到症狀舒緩及改善。穴位如下：

1	失眠	按摩耳神門、手神門。
2	腰部疼痛，下肢痠麻	按摩腎俞、大腸俞、委中。
3	皮膚搔癢	可按摩曲池、血海。
4	疲倦無力及貧血	可以按摩三陰交、足三里。
5	頭痛、肩頸痠痛	風池、肩井。
6	水腫	陰陵泉、三陰交。
7	耳鳴、陽痿	湧泉、太谿。
8	便祕、腹瀉、消化不良	天樞、足三里。
9	噁心、嘔吐	足三里、內關。

三陰交穴

足三里穴

按揉方式為找到上述穴位後，使用適當力道按壓穴位 10 秒，然後休息五秒，如此反覆按揉約 3 ～ 5 分鐘。身體兩側穴位皆對稱，可兩側穴位交替按摩。若洗腎患者手部有做瘻管或下肢單側截肢者可按揉健康側之穴位。

糖尿病患者若下肢循環差導致皮膚變較薄或有傷口之處，則要避免按摩那附近的穴位，可從遠處取適當的穴位來按摩。另外，有嚴重的水腫或肢體麻木之處也盡量不要按摩，以免因力道拿捏不易而造成傷口。

例如我的門診中有一位 89 歲何先生患有高血壓、慢性腎臟病在第 3 期接近第 4 期，併有夜間頻尿、頭暈、心悸、頭痛、下肢水腫、失眠等症狀，何先生平時已有持續服用降血壓藥，血壓控制穩定，但因長期有上述症狀反覆發作而到院就診。

幫患者施予針灸治療，取穴為風池穴、神門穴、太谿穴、湧泉穴、陰陵泉穴、內關穴。療程為一週進行三次針灸治療，並囑咐患者在家時可持續按揉上述針灸穴位，持續治療一個月之後，頭已不痛，無頭暈心悸，能較快入睡時間，下肢水腫改善，夜間頻尿從一晚五次減為一晚二次，並持續治療中。

(2) 護腎保健─實用穴位按摩

湧泉穴	取穴	足掌中心凹陷中，足少陰腎經的第一穴。	
	功效	能活躍腎經內氣，固本培元，使腰膝壯實不軟。	
太谿穴	取穴	足內踝後五分，跟骨上動脈應手陷中，屬足少陰腎經的穴位。	
	功效	能補腎氣、壯腎陽、防治耳鳴、聽力減退等症。	
耳神門穴	取穴	耳朵上部三角窩的後上方。	
	功效	有鎮靜安神、緩和焦慮及調節自律神經等功用。	

手神門穴	取穴｜在掌後尺側，銳骨（尺骨頭）端陷中，是手少陰心經的穴位。 功效｜具有滋陰降火、養心安神的作用。	
腎俞穴	取穴｜背部第二腰椎下，兩旁去脊各一寸五分，足太陽膀胱經的穴位。 功效｜補腎氣，可治腰痛、耳鳴。	
大腸俞穴	取穴｜背部第四腰椎下，兩旁去脊各一寸五分，足太陽膀胱經的穴位。 功效｜可治療腰痛，坐骨神經痛。	
委中穴	取穴｜在膝膕窩中央處，足太陽膀胱經的穴位。 功效｜治腰背疼痛、緩解膝關節不適。	
曲池穴	取穴｜在肘關節骨邊，屈肘橫紋之外頭陷凹中，手陽明大腸經穴位。 功效｜緩解肘部痠痛，改善皮膚癢。	

血海穴	取穴｜在膝之內側，膝臏上二寸，足太陰脾經穴位。 功效｜可治月經不調、皮膚癢。	
三陰交穴	取穴｜在足內踝上三寸，脛骨後緣陷中，足太陰脾經穴位。 功效｜可健脾益血，可治月經失調，更年期症候群。	
陰陵泉	取穴｜位在在小腿內側上部，膝下脛骨內緣陷中，屬足太陰脾經穴位。 功效｜可健脾利濕，消水腫。	
足三里穴	取穴｜在小腿前外側，膝下三寸，脛骨外廉肌肉宛中，兩筋分肉間。 功效｜可健脾壯胃，促進食物消化吸收。	
天樞穴	取穴｜肚臍旁兩寸，足陽明胃經穴位。 功效｜能改善消化不良，腹瀉。	
內關穴	取穴｜於手腕橫紋正中點往肘關節端量兩寸，兩筋之間。 功效｜可治噁心想吐、心悸、胸悶。	

內關穴	取穴｜於手腕橫紋正中點往肘關節端量兩寸，兩筋之間。 功效｜可治噁心想吐、心悸、胸悶。	
風池穴	取穴｜在耳後顳骨乳突之後，與風府相平，若開兩寸之凹陷處。 功效｜可緩解頭痛，肩頸痠痛。	
肩井穴	取穴｜在肩上當脊椎與肩端之正中央，肩部肌肉之凹陷中，按之極痠。 功效｜有調理氣血，通絡除痹的功效，能治頭痛、落枕、肩背痛。	

　　病人除了接受常規的西醫治療之外，若再搭配中醫經絡穴位治療，不僅可改善患者的各種不適病症，提升生活品質，亦可減少腎臟病患者服用止痛藥或其他藥物，進而可減緩腎臟衰竭的速度。

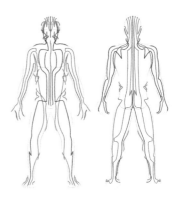

Dr.Me健康系列 HD0180

慢性腎臟病科學實證最強復健運動全書
專家群示範指導，逆轉腎病變，改善肌少症、提升心肺代謝功能

作 者 群／花蓮慈濟醫學中心 腎臟科&復健醫學部&營養科醫療團隊
選　　書／林小鈴
主　　編／陳玉春

協力編輯&校對／花蓮慈濟醫學中心腎臟科&復健醫學部&營養科團隊
協力主編／黃秋惠、游純慧

行銷經理／王維君
業務經理／羅越華
總 編 輯／林小鈴
發 行 人／何飛鵬

出　　版／原水文化
　　　　　台北市民生東路二段141號8樓
　　　　　電話：02-2500-7008
　　　　　傳真：02-2502-7676
　　　　　原水部落格：http://citeh2o.pixnet.net
發　　行／英屬蓋曼群島商家庭傳媒股份有限公司城邦分公司
　　　　　台北市中山區民生東路二段141號11樓
　　　　　書虫客服服務專線：02-25007718；02-25007719
　　　　　24小時傳真專線：02-25001990；02-25001991
　　　　　服務時間：週一至週五上午09:30-12:00；下午13:30-17:00
讀者服務信箱E-mail：service@readingclub.com.tw
劃撥帳號／19863813；戶名：書虫股份有限公司
香港發行／城邦（香港）出版集團有限公司
　　　　　香港灣仔駱克道193號東超商業中心1樓
　　　　　電話：852-2508-6231　傳真：852-2578-9337
　　　　　電郵：hkcite@biznetvigator.com
馬新發行／城邦（馬新）出版集團 Cite (M) Sdn Bhd
　　　　　41, Jalan Radin Anum, Bandar Baru Sri Petaling,
　　　　　57000 Kuala Lumpur, Malaysia.
　　　　　電話：(603)90563833　傳真：(603)90576622
　　　　　電郵：services@cite.my

城邦讀書花園
www.cite.com.tw

內頁設計／張曉珍
封面設計／許丁文
內頁繪圖／楊子儀
運動示範／王智賢醫師、李祐如、楊子儀、陳俊全
攝　　影／Studio X_賢勤藝製有限公司（梁忠賢）
製版印刷／科億資訊科技有限公司
初　　版／2021年1月19日
初版4.4刷／2023年1月31日
定　　價／480元
ISBN：978-986-99816-1-3（平裝）
有著作權‧翻印必究（缺頁或破損請寄回更換）
本書特別感謝：
佛教慈濟醫療財團法人人文傳播室、花蓮慈濟醫學中心、公共傳播室協助相關出版事宜。

國家圖書館出版品預行編目資料

慢性腎臟病科學實證最強復健運動全書：專家群示範指導，逆轉腎病變，改善肌少症、提升心肺代謝功能／花蓮慈濟醫學中心 腎臟科&復健醫學部&營養科醫療團隊作. -- 初版. -- 臺北市：原水文化出版：英屬蓋曼群島商家庭傳媒股份有限公司城邦分公司發行，2021.1
　面；　公分. --（Dr.Me健康系列；HD0180）
ISBN 978-986-99816-1-3(平裝)

1.腎臟疾病 2.物理治療 3.運動健康

415.81　　　　　　　　　　　　　109020012